Moll

**Typgerechtes Fasten
leicht gemacht**

*Für Eva, ihre Liebe, Entschlossenheit und Stärke.
In tiefer Dankbarkeit.*

Über den Autor

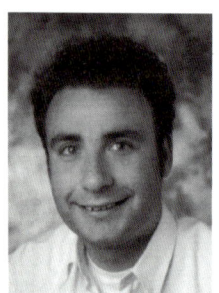

Ralf Moll (geb. 1966), Diplom-Ökotrophologe, arbeitete als Ernährungs- und Fastentherapeut in einer Fachklinik für Stoffwechselerkrankungen. 1996 gründete er das Institut für ganzheitliche Gesundheitsbildung IGG in Herrenberg. Er ist Begründer des typgerechten Fastens. Das Institut bietet typgerechte Fastenwanderungen im In- und Ausland an. Vorträge und zahlreiche Publikationen haben den Autor nicht nur im Kreise der Gesundheitsbewegung bekannt gemacht.

Dipl. oec. troph. Ralf Moll

Typgerechtes Fasten leicht gemacht

Körper und Seele in gesunder Balance:

Entdecken Sie die ideale Fastenart für Ihr Naturell

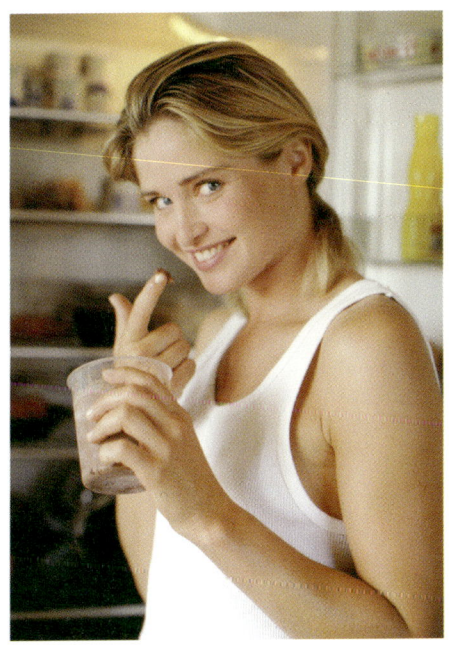

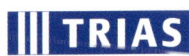

Leserservice:
Wenn Sie Fragen oder Anregungen zu
diesem Buch haben, schreiben Sie uns an:
TRIAS Verlag
Postfach 30 11 07
D-70451 Stuttgart
oder schicken Sie eine E-Mail an
trias.lektorat@thieme.de

Die Deutsche Bibliothek –
CIP-Einheitsaufnahme.
Ein Titeldatensatz für diese Publikation ist
bei der Deutschen Bibliothek erhältlich.

Umschlaggestaltung:
Cyclus · Visuelle Kommunikation, Stuttgart

Lektorat:
Heike Herrberg

Bildredaktion:
Kerstin Pohl

Bildnachweis:
Cover: Bavaria; Photo Alto: S. 3, 10, 14, 16,
23, 62, 64, 73, 78, 91; MEV: S. 12, 26, 27, 67,
76, 82, 84, 87; Reismann: S. 18, 58, 68, 72;
WZ-Media: S. 19, 80, 86, 89, 92; Couples and
Teens: S. 20, 30; Fitness and Well-Being:
S. 25, 46, 47, 56, 70, 81; Ketchum: S. 49;
Scorpius: S. 52; Health and Medicine: S. 66,
69; Food and Dining: S. 50. 75.

Dieses Buch wurde in der neuen deutschen Rechtschreibung verfasst.

Gedruckt auf chlorfrei gebleichtem Papier

© 2000 Georg Thieme Verlag
Rüdigerstraße 14, D-70469 Stuttgart
Printed in Germany
Satz: Fotosatz H. Buck, Kumhausen
Druck: Westermann Druck, Zwickau

ISBN 3-89373-948-3   1 2 3 4 5 6

Geschützte Warennamen (Warenzeichen)
werden **nicht** besonders kenntlich gemacht.
Normalerweise handelt es sich um deutsche
Warenzeichen bzw. Warennamen, österreichische sind mit (Ö) gekennzeichnet. Aus dem
Fehlen eines solchen Hinweises kann also
nicht geschlossen werden, dass es sich um
einen freien Warennamen handelt.
Das Werk, einschließlich aller seiner Teile, ist
urheberrechtlich geschützt. Jede Verwertung
außerhalb der engen Grenzen des Urheberrechtsgesetzes ist ohne Zustimmung des Verlages unzulässig und strafbar. Das gilt insbesondere für Vervielfältigungen, Übersetzungen, Mikroverfilmungen und die Einspeicherung und Verarbeitung in elektronischen Systemen.

Inhalt

- **Vorwort** — 8
- **Zu diesem Buch** — 10
  - Fasten soll allen Menschen Spaß machen — 10
  - Typgerecht fasten – der individuelle Ansatz — 11

- **Vital und fit durch typgerechtes Fasten** — 13
  - Fasten als Heilmittel — 14
  - Der Säure-Basen-Haushalt — 14
    - Welche Faktoren sind Säure bildend? — 15
    - Wie entstehen Übersäuerungskrankheiten? — 15
    - Typgerecht fasten – die beste Entsäuerungsmethode — 17
  - Fastenzeit – Entsäuerungszeit — 17
    - Woher kommen Vitalität und Fitness beim Fasten? — 17
    - Entschlacken Sie Ihren Körper — 18

- **Das typgerechte Fasten** — 21
  - Jeder Mensch ist anders — 22
    - Fastenkrisen? Nein danke! — 22
    - Typgerecht fasten ist besser als jede Diät — 23
  - Welche Formen des typgerechten Fastens gibt es? — 25
    - Das Saft-Fasten — 25
    - Das Früchte-Fasten — 26
    - Das Suppen-Fasten — 28
    - Das ganzheitliche Entgiftungskonzept — 29

- **Die Konstitutionstypen** — 31
  - Warum manche schon zunehmen, wenn sie Essen nur sehen — 32

Inhalt

Das Empfindungsnaturell	33
• Ernährung und Lebensweise	34
Das Bewegungsnaturell	35
• Ernährung und Lebensweise	35
Das Ernährungsnaturell	36
• Ernährung und Lebensweise	37
Mischnaturelle	38
Was für ein Naturell sind Sie?	39
Checkliste: Empfindungsnaturell	40
Checkliste: Bewegungsnaturell	41
Checkliste: Ernährungsnaturell	42
• Auswertung der Checklisten	43
• Im Zweifel mit Gefühl	43
Welche Fastenform ist für Sie typgerecht?	44
• Suppen-Fasten für das Empfindungsnaturell	44
• Früchte-Fasten für das Bewegungsnaturell	46
• Saft-Fasten für das Ernährungsnaturell	48
• Wenn Sie gesundheitliche Probleme haben	51

• Das typgerechte Fastenprogramm für 1 Woche — 53

Die Vorbereitungen	54
Die typgerechten Entlastungstage	55
• Abführen mit Bittersalz	56
• 3 typgerechte Entlastungstage – Übersicht	57
Der tägliche Fastenplan	58
• Der tägliche Fastenplan für das Saft-Fasten: 1.-5. Tag	59
• Der tägliche Fastenplan für das Früchte-Fasten: 1.-5. Tag	60
• Der tägliche Fastenplan für das Suppen-Fasten: 1.-5. Tag	61

Die Unterstützung der Ausscheidungsorgane 62
- Entgiftung über den Darm 62
- Entgiftung über die Leber 66
- Entgiftung über die Niere 67
- Entgiftung über die Haut 67
- Entgiftung über die Lunge 69
- Entgiftung der Seele 70

Beschwerden in der Fastenzeit – was tun? 71

Das typgerechte »Abfasten« und die Aufbautage 73
- 2 typgerechte Aufbautage – Übersicht 74

- **Wie ernähre ich mich nach dem Fasten typgerecht?** 77

Stellen Sie Ihre Ernährung um 78
- Saure, basische und neutrale Lebensmittel 78
- Tiereiweißfreie Basenkost 79
- Vitalstoffreiche Power-Ernährung 80
- Die 70 : 30-Regel 81

Die typgerechte Ernährung 82

- **Rezepte für das typgerechte Fasten** 85

Saft-Rezepte 86

Rezepte Saft-Fasten 87

Rezepte Früchte-Fasten 88

Rezepte Suppen-Fasten 90

Rezepte für die Aufbautage 92

Adressen 93

Bücher zum Weiterlesen 94

Stichwortverzeichnis 95

Vorwort

Mit Freude bin ich dem Wunsch des Autors Ralf Moll nachgekommen, das Vorwort für dieses Buch zu schreiben.

Entsäuerung durch Fasten ist seit Jahren ein wesentlicher Bestandteil in meiner Gesundheitspraxis. Es gibt sicherlich kein effektiveres Verfahren, das den Stoffwechsel so grundlegend reinigt und mit neuer Energie versorgt. Dieses Buch stellt eine Weiterentwicklung der bisherigen Fastenformen dar, da erstmals die Konstitution des Einzelnen berücksichtigt wird. Der Leser bzw. die Leserin erfährt durch das typgerechte Fasten nach Moll, ob er/sie ein Bewegungs-, Ernährungs- oder Empfindungsnaturell oder ein Mischtyp ist, und kann somit die individuell optimale Fastenart wählen. Alle bisherigen Fastenformen sind nicht mehr zeitgemäß, da sie jeden Menschen, egal welches Naturell er besitzt, mit der gleichen Methode entgiften lassen. Jeder Mensch muss individuell entgiften, nur dann ist Fasten leicht und Gewinn bringend für den Einzelnen.

Entgegen allen herkömmlichen Fastenratgebern werden hier verschiedene Fastenformen wie das Säfte-, Früchte- und Suppenfasten vorgestellt. Radikale Wasser-Teekuren sind nicht effizient und gehören der Vergangenheit an. Das vorgestellte Entgiftungskonzept während der Fastenzeit garantiert zudem, dass durch die regelmäßige Ausscheidung der Schlackenstoffe fast keine Fastenbeschwerden auftreten. Sie haben somit die Möglichkeit, eine Fastenwoche nach Anleitung allein zu Hause durchzuführen. Besonders die Entgiftung des Darmes durch die Colon-Hydro-Therapie in Verbindung mit typgerechtem Fasten ist eine einzigartige Kombination. Nach meinen langjährigen Praxiserfahrungen ist die Colon-Hydro-Therapie nicht nur in der Fastenzeit unverzichtbar. Sie sollte grundsätzlich einmal jährlich mit mehreren Behandlungen je nach Konstitution durchgeführt werden.

Vorwort

Ich bin der Überzeugung, dass dieses Buch eine Fülle neuer, für die Fastenbewegung bahnbrechende Erkenntnisse aufzeigt und eine weite Verbreitung findet. Den Leserinnen und Lesern wünsche ich viel Spaß und ein gutes Gelingen bei der Durchführung einer typgerechten Fastenwoche.

Frankfurt, im Dezember 1999   Dr. Petra Bracht

Zu diesem Buch

Möchten Sie sich auch vital und leistungsfähig fühlen, ganz nebenbei ein paar Kilo Gewicht verlieren – und das möglichst in einer Woche? Sie meinen, das sei doch nicht möglich, in solch kurzer Zeit? Mit dem typgerechten Fasten ist dies ohne Probleme möglich. Den Körper entgiften und entschlacken, das heißt Energie tanken, den Geist klären und die Seele baumeln lassen – das ist das Motto beim typgerechten Fasten.

Fasten soll allen Menschen Spaß machen

Sie haben sicherlich schon einmal von den so genannten Fastenbeschwerden gehört, wie z. B. Kopfschmerzen oder Kreislaufbeschwerden, oder dies vielleicht auch selbst schon einmal erlebt. Das ist schade und muss nicht sein. Fasten soll und kann allen Menschen Spaß machen, vor allem soll sich jeder und jede bereits in der Fastenzeit fit und vital fühlen.

Aus meinen langjährigen Erfahrungen als Fastentherapeut in einer Fachklinik für Stoffwechselerkrankungen sowie als Leiter unseres Fastenwanderzentrums im Schwarzwald wurde mir deutlich, dass die Form des Fastens typgerecht und auf das jeweilige Naturell jedes einzelnen Menschen abgestimmt sein muss. Jeder Mensch ist anders und jeder hat eine andere Konstitution, ein individuelles Äußeres, einen bestimmten Charakter und so auch eine individuelle Verdauungskraft. Das in diesem

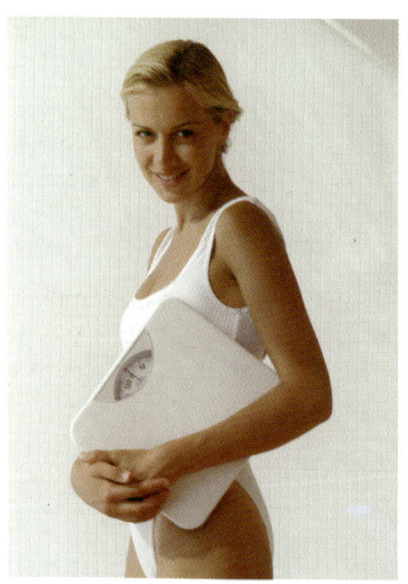

Ganz nebenbei ein paar Kilo verlieren – wer möchte das nicht?

Buch vorgestellte typgerechte Fasten nach Moll heißt, dass Sie entsprechend Ihrem Naturell entschlacken können: mit Säften, mit Früchten oder mit Gemüsesuppen – jeweils kombiniert mit einem umfangreichen, ganzheitlichen Entgiftungsprogramm. Die Erweiterung des klassischen Saft-Fastens – das viele von Ihnen womöglich schon kennen – durch das Früchte-Fasten und Suppen-Fasten ermöglicht die optimale und individuelle Berücksichtigung des Naturells jedes einzelnen Menschen und erhöht so die Effektivität des Fastens. Die erwähnten Fastenbeschwerden treten dadurch in der Regel nicht mehr auf.

Typgerecht fasten – der individuelle Ansatz

In diesem Buch werden die drei unterschiedlichen Konstitutionstypen vorgestellt: das Ernährungs-, das Bewegungs- und das Empfindungsnaturell. Anhand von Checklisten können Sie feststellen, welches Naturell Sie sind und welche Fastenform für Sie typgerecht ist. Sie werden umfangreich über die Methodik des Fastens und über die verschiedenen Fastenformen informiert und erhalten dazu eine Anleitung für eine typgerechte Fastenwoche, die Sie selber zu Hause durchführen können.

Das typgerechte Fasten für zu Hause eignet sich grundsätzlich für alle gesunden Menschen. Die Ernährung nach dem Fasten sollte dann ebenfalls auf das Naturell der oder des Einzelnen zugeschnitten sein. Somit ist es möglich, Vitalität und Leistungsfähigkeit in optimaler Weise für jeden Typ zu erzielen.

Machen Sie mit und nehmen Sie Ihre Gesundheit selbst in die Hand! Erleben Sie die unvergleichliche Vitalität und Fitness nach nur einer Woche typgerechtem Fasten. Begleiten Sie uns in eine Fastenwoche, von der Sie körperlich, geistig und seelisch nur gewinnen können.

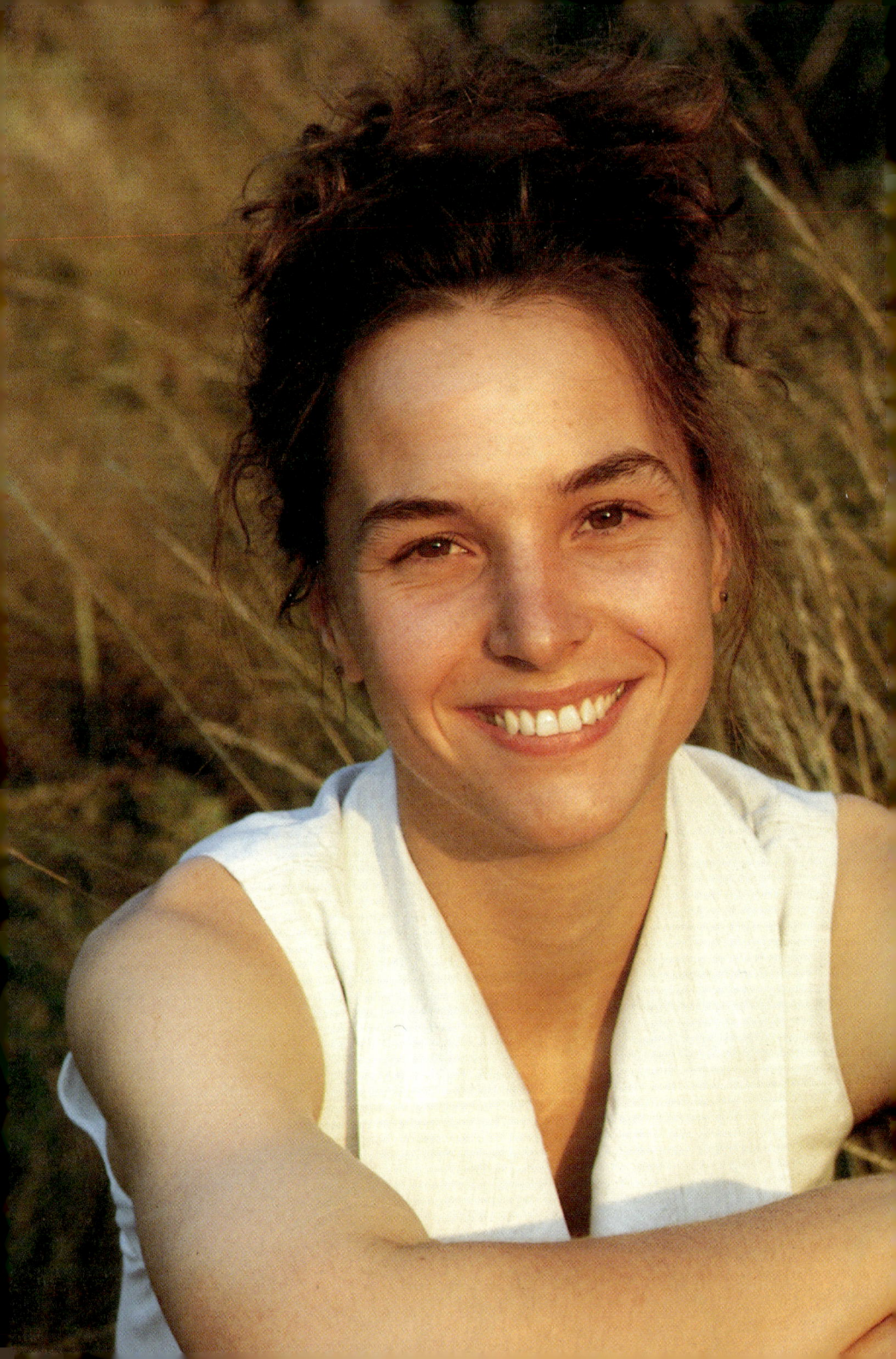

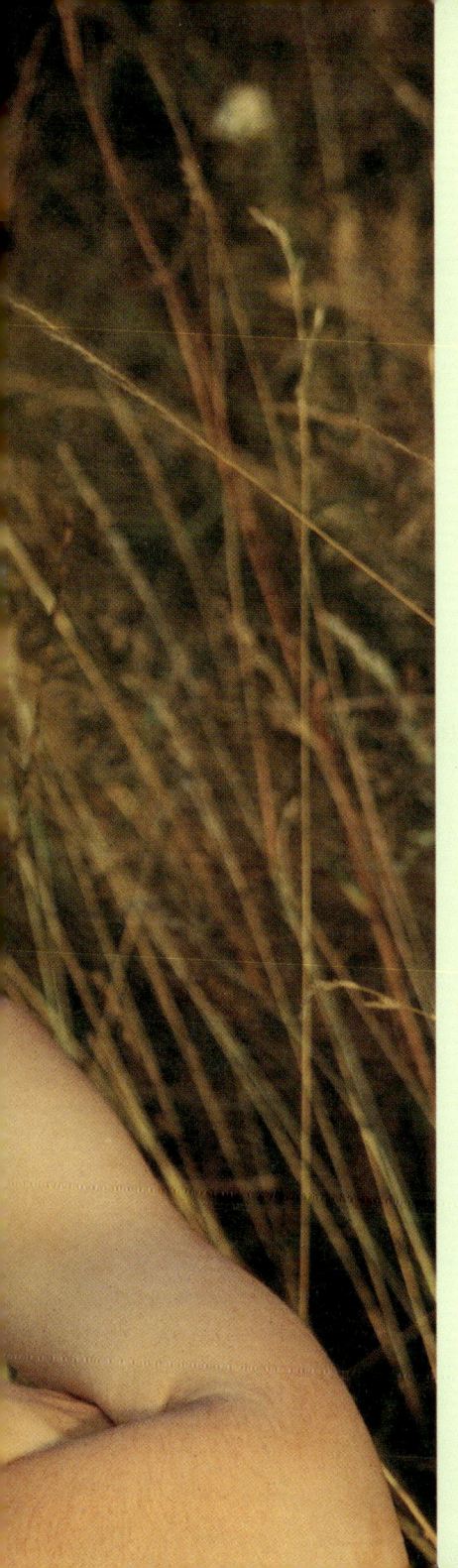

Vital und fit durch typgerechtes Fasten

Was passiert eigentlich in unserem Körper, wenn wir fasten? Wie funktioniert unser Stoffwechsel und welche Krankheiten können entstehen, wenn unser Säure-Basen-Haushalt gestört ist? Und was genau versteht man unter den so genannten Schlackenstoffen? Informationen hierzu finden Sie auf den folgenden Seiten.

Fasten als Heilmittel

Das Fasten ist so alt wie die Menschheitsgeschichte, und jede Religion hat das Fasten zum Grundelement ihrer Lehre gemacht. Selbst im Tierreich wird gefastet; wenn es Tieren nicht gut geht, nehmen sie instinktiv keine Nahrung zu sich, bis es ihnen wieder besser geht. Es gibt kein effektiveres Verfahren, das in so kurzer Zeit den Körper revitalisiert und mit neuer Energie und Fitness versorgt als das Fasten. Aus den ursprünglich religiösen Wurzeln ist mittlerweile eine breite Gesundheits- und Fitness-Bewegung geworden. Immer mehr Menschen fasten zu Hause oder im Urlaub und wählen hierfür z. B. das Fastenwandern. Fasten ist jedoch auch hilfreich bei vielen gesundheitlichen Beschwerden. Positiver Nebeneffekt ist dabei, dass Sie auf angenehme Weise einige Kilo abnehmen und Ihre Haut wieder zart und straff wird – vorausgesetzt, Sie fasten richtig und typgerecht.

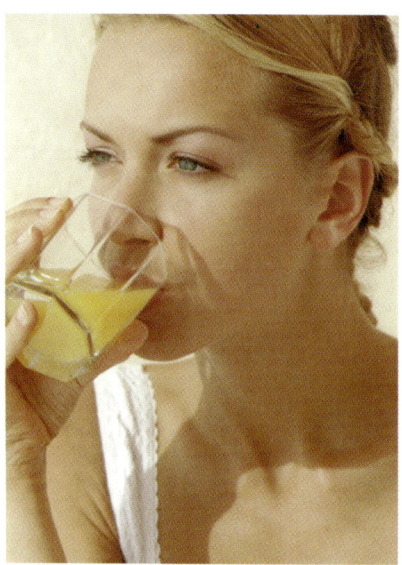

Eine wichtige Regel beim Fasten: viel trinken!

Der Säure-Basen-Haushalt

Fasten bedeutet immer eine intensive Entsäuerung und Entschlackung des Stoffwechsels. Der Säure-Basen-Haushalt reguliert alle Stoffwechselabläufe im Körper. Der Körper besteht zu 30 Prozent aus sauren und zu 70 Prozent aus basischen Säften. Bei allen gesundheitlichen Beschwerden und Vitalitätsverlusten (z. B. Müdigkeit, Abgeschlagenheit) ist dieses Körpergleichgewicht zur sauren Seite hin verschoben, es liegt dann eine latente Azidose oder chronische Übersäuerung vor.

Das erste Anzeichen einer beginnenden Übersäuerung des Körpers ist die Müdigkeit. Fühlen Sie sich oftmals müde, energielos und schlapp, sind Sie leicht gereizt und trinken regelmäßig Kaffee oder Alkohol? Oder befindet sich Ihr Körper in der Säure-Basen-Balance? Dann sind Sie vital, lebensfroh und leistungsfähig.

Welche Faktoren sind Säure bildend?

Säure bildend wirken sich auf den Körper vor allem eine Ernährung mit zu viel tierischen Produkten (Fleisch, Wurst, Milchprodukte, Fisch, Geflügel etc.) und andere Genussmittel wie Nikotin, Alkohol, Zucker usw. aus. Aber auch Medikamente, Fehlstellungen der Wirbelsäule, Umweltgifte (Pestizide, Schwermetallbelastungen, Wohngifte etc.), Darmstörungen, mit Amalgam gefüllte Zähne, Stress und Emotionen (z. B. Ängste, Sorgen, Kummer) lassen den Körper übersäuern. Und wenn die Säure belastenden Faktoren zu stark werden, gerät der Körper aus seinem biologischen Gleichgewicht.

Damit die Übersäuerung zunächst aufgefangen werden kann, befinden sich im Körper verschiedene Systeme, die die anfallenden Stoffwechselsäuren binden und neutralisieren. Das Blut ist unser wichtigstes Neutralisations- oder Puffersystem, das seinen Säurewert von 7,35–7,45 immer konstant hält. Ein Maß für den Säure-Basen-Haushalt ist der PH- oder Säurewert. Flüssigkeiten mit PH-Werten von 0–6,9 sind sauer, der Wert 7 ist neutral und Flüssigkeiten mit PH-Werten über 7 sind basische oder alkalische Lösungen. So hat unser Blut dank der ausgezeichneten Puffersysteme einen Säurewert über 7, ist also basisch. Weiterhin werden Säuren aus dem Blut über die Nieren, Leber und Darm ausgeschieden und über die Lungen abgeatmet. Somit ist der Körper zunächst in der Lage, seine Säure-Basen-Verhältnisse selber zu regulieren.

Wie entstehen Übersäuerungskrankheiten?

Was passiert nun im Körper, wenn die Regulationsmechanismen durch permanente Übersäuerung überfordert werden? Im Körper befinden sich basische Depots wie z. B. Haare, Fingernägel, Haut, Knochen, Blut, Zähne,

Gefäße und Adern. In diesen Depots herrscht ein großer Mineralienüberschuss, der bei zu starker Säurebelastung des Stoffwechsels und zu geringer Mineralienzufuhr durch die Nahrung abgerufen wird. Ist der Körper übersäuert, mobilisiert er aus diesen Depots Mineralien wie Calcium, Magnesium, Eisen, Zink, Selen etc., um den Säure-Basen-Haushalt auszugleichen, das heißt, um den Überschuss an Säuren an diese Mineralien zu binden und zu neutralisieren. Diese so genannten Schlacken (saure Salze) lagert der Körper als Schutzmechanismus im Gewebe ab. Damit beginnt die Übersäuerung des Körpers. Die Folgen sind zunächst Müdigkeit, Energielosigkeit, Schlaflosigkeit, Sodbrennen, trockene Haut, brüchige Fingernägel, Haarausfall, Gelenkschmerzen, Cellulitis, Kreislaufbeschwerden etc.

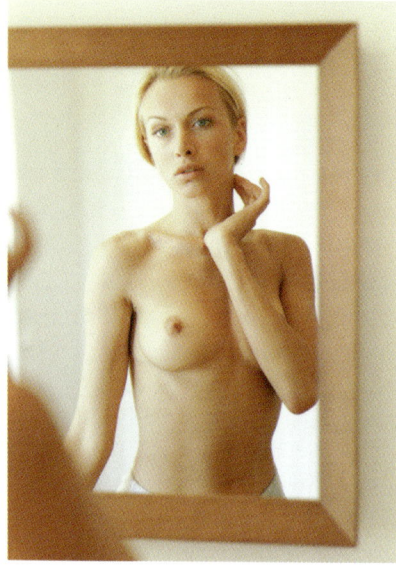

Regelmäßiges Fasten macht die Haut straff und schön.

Ein übersäuerter Stoffwechsel kann nicht heilen. So wie der saure Regen das Waldsterben verursacht, so belasten die im Zellstoffwechsel anfallenden Säuren und Schlacken den Organismus und führen langfristig zu chronischen Beschwerden und Übersäuerungskrankheiten. Ein Beispiel für die Verschlackung sind die Harnsäureablagerungen in Haut, Bindegewebe und Gelenken, die dort rheumatische Erkrankungen hervorrufen. Ein weiteres Beispiel für die Schlackenbildung ist bei Frauen die so genannte Orangenhaut oder Cellulitis. Dies sind abgelagerte Säureschlacken, meistens im Oberschenkelbereich. Durch das regelmäßige Fasten werden diese Schlacken gelöst und ausgeschieden. Die Haut wird wieder straff und schön.

> ### Klassische Übersäuerungskrankheiten
>
> Kopfschmerzen und Migräne, Allergien, Entzündungen der Stirn- und Nebenhöhlen, Ohrgeräusche, Bronchitis, allergisches Asthma, Arteriosklerose, Herzrhythmusstörungen, Magenschmerzen, Gallensteine, Nieren- und Blasensteine, Darmprobleme wie Verstopfung, Durchfall, Blähungen, Candida-Mykose, Osteoporose, Weichteilrheuma, Rheuma, Arthrose, Neurodermitis, Depressionen, Krebs.

Typgerecht fasten – die beste Entsäuerungsmethode

Typgerechtes Fasten nach Moll ist die beste und effektivste Entsäuerungsmethode als vorbeugende Gesundheitsmaßnahme und zur Revitalisierung. Der gesamte Stoffwechsel wird entsäuert und somit werden die Säure-Basen-Verhältnisse im Körper reguliert. Durch regelmäßiges jährliches Fasten halten Sie Ihren Körper fit und in Schwung. Nach unseren langjährigen Erfahrungen verbessern sich viele Beschwerden nach nur einer Woche typgerechten Fastens oder verschwinden sogar ganz. Viele Fastende sagen, dass sie sich danach um Jahre verjüngt fühlen. Es gibt in der Naturheilkunde zur Wiederherstellung der Vitalität und Leistungsfähigkeit kein vergleichbares Instrument, das so effektiv und nebenwirkungsfrei ist wie das Fasten. Deshalb wird es zu Recht als »Operation ohne Messer« bezeichnet.

Fastenzeit – Entsäuerungszeit

In der Fastenzeit schaltet der Stoffwechsel vom Ernährungsstoffwechsel auf den Fastenstoffwechsel um. Dadurch wird der gesamte Verdauungsapparat weitgehend ruhig gestellt und die frei werdende Energie zur Regeneration, zum Entschlacken, Entsäuern und Entgiften verwendet.

Woher kommen Vitalität und Fitness beim Fasten?

Beim Aussetzen der Nahrungszufuhr greift der Körper auf seine Zuckerreserven (Glykogen) in Leber und Muskulatur zurück. Dieses Glykogen

Vital und fit durch typgerechtes Fasten

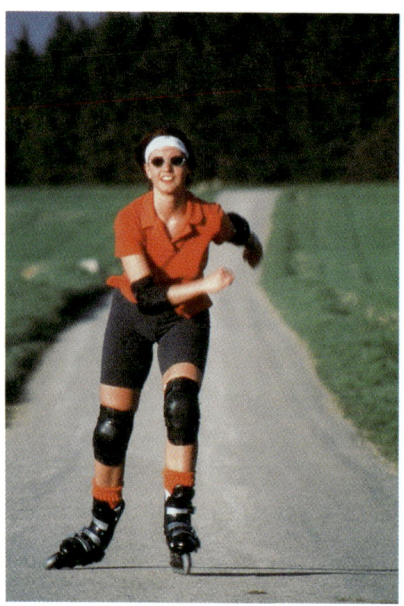

Beim typgerechten Fasten fühlen Sie sich fit und vital!

reicht in den ersten 24 Stunden aus, um den Körper mit Energie zu versorgen. Anschließend wird das Fett als Hauptbrennstoff aus den Depots mobilisiert, besonders für den Muskel-, Herz-, Leber- und Nierenstoffwechsel. Zugleich wird eine bestimmte Menge Eiweiß in Zucker umgewandelt, um das Gehirn ausreichend mit Energie zu versorgen. Das Gehirn benötigt als Energiequelle anfangs Zuckerbausteine, stellt sich mit zunehmender Fastenzeit jedoch um und ist nach einigen Fastentagen dann in der Lage, ebenfalls auf die Fettverbrennung umzustellen. Somit wird diese konsequent vorangetrieben. Das Abnehmen kann beginnen!

Wenn Sie richtig typgerecht fasten, ist Ihr Körper also in der Lage, auf seine Reserven zurückzugreifen, und kann ohne Probleme, das heißt mit Vitalität und Energie, eine längere Zeit mit weniger oder ganz ohne Nahrungszufuhr auskommen.

Entschlacken Sie Ihren Körper

Darm, Leber, Niere, Lunge und Haut arbeiten beim Fasten auf Hochtouren. Nur wenn diese Ausscheidungsorgane in der Fastenzeit gezielt unterstützt werden, ist eine optimale Ausscheidung der Schlacken aus dem Körper möglich. Fasten ohne ausreichende Entgiftung ist gefährlich für den Körper, da die frei gewordenen Säuren und Schlacken aus Haut, Bindegewebe und Gelenken nicht ausgeschieden werden können und der Körper somit erneut belastet wird. Fastenbeschwerden sind dann die unmittelbare Folge.

Fastenzeit – Entsäuerungszeit

> **Hinweis**
>
> **Blutwerte überprüfen**
>
> Es lohnt sich, dass Sie nach der Fastenzeit Ihre Blutwerte überprüfen lassen. Sie werden sehen, wie schön alle Leber- und Blutwerte (z. B. Cholesterin) schon nach einer Woche wieder in der Norm liegen. Eine Ausnahme bildet die Harnsäure; dieser Wert steigt durch die starke Ausscheidung kurz an, fällt nach wenigen Tagen jedoch in den Normbereich zurück.

Neben den überflüssigen Fettsäuren in den Fettzellen, Schlackenstoffen aus Eiweiß und sauren Salzen werden noch andere belastende Stoffe durch das Fasten aus dem Körper entfernt oder deutlich reduziert. Der Begriff Schlackenstoffe beinhaltet auch alte, kranke, geschwächte Zellen, Abbauprodukte aus dem Entzündungsstoffwechsel, die über Blut und Lymphe nicht vollständig ausgeschieden werden konnten, Umweltgifte, Medikamentenrückstände sowie Bindegewebsverhärtungen und Kristallbildungen im Stoffwechsel. Im Folgenden werden wir all diese Stoffe »Schlacken« nennen.

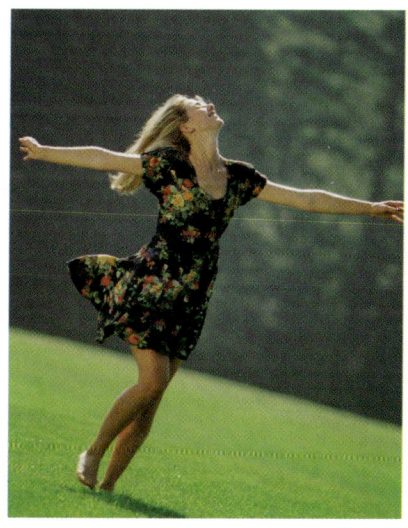

Jede Zelle tankt beim Fasten neue Power.

Ist der Körper nach der Fastenzeit von diesen Schlacken befreit oder stark entlastet, können Sie natürlich eine unglaubliche Vitalität und Fitness verspüren. Der gesamte Körper kann sich revitalisieren und wird aktiviert. Natürlich verlieren Sie auch noch einige Kilo auf der Waage und fühlen sich freier und geistig frischer, eben »wie neu geboren«. Eine Teilnehmerin sagte nach dem Fasten: »Ich fühle mich so fit und voller Energie wie seit Jahren nicht mehr. Ich habe das Gefühl, dass jede Zelle in mir aufgetankt ist mit neuer Power.«

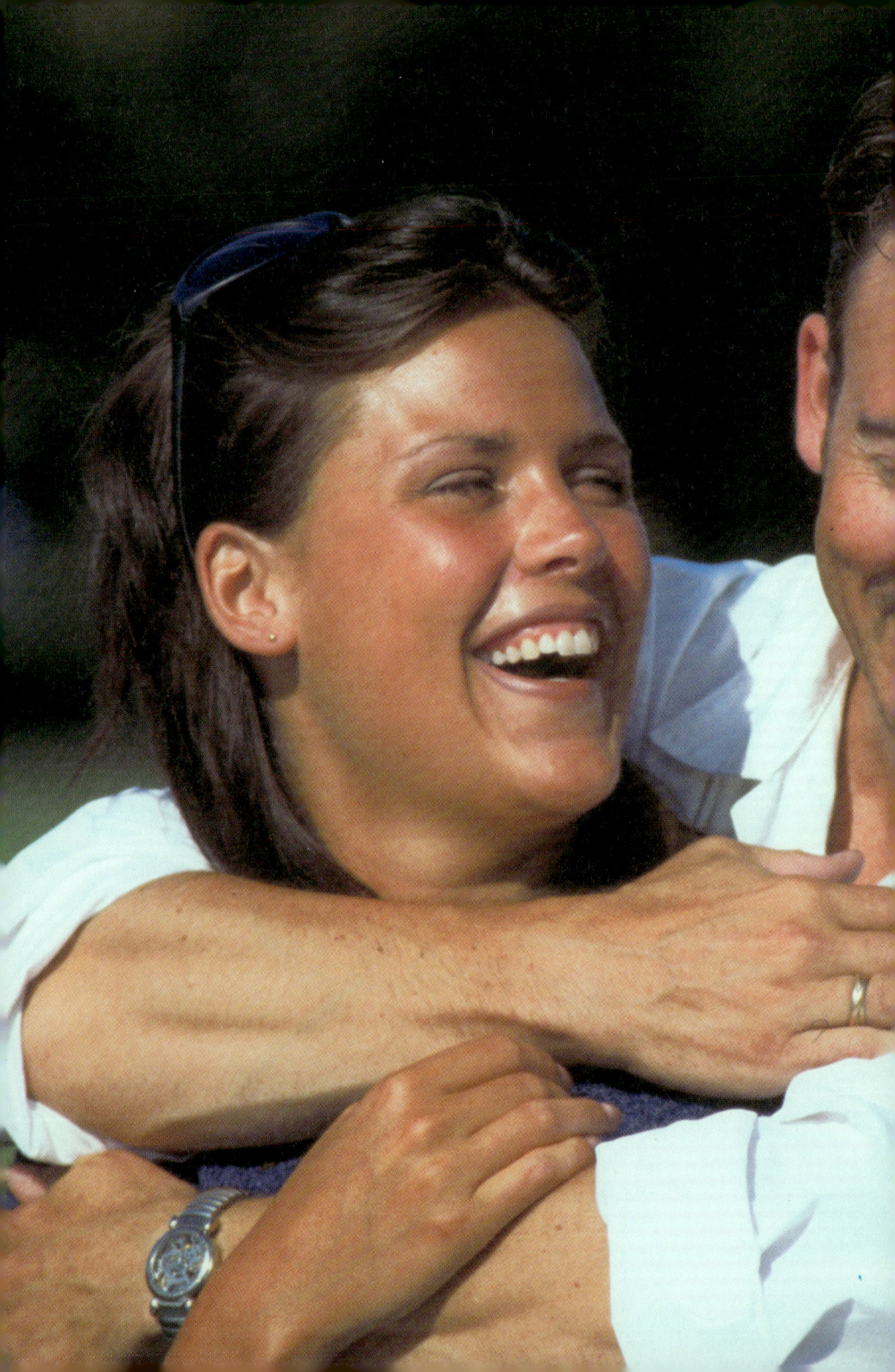

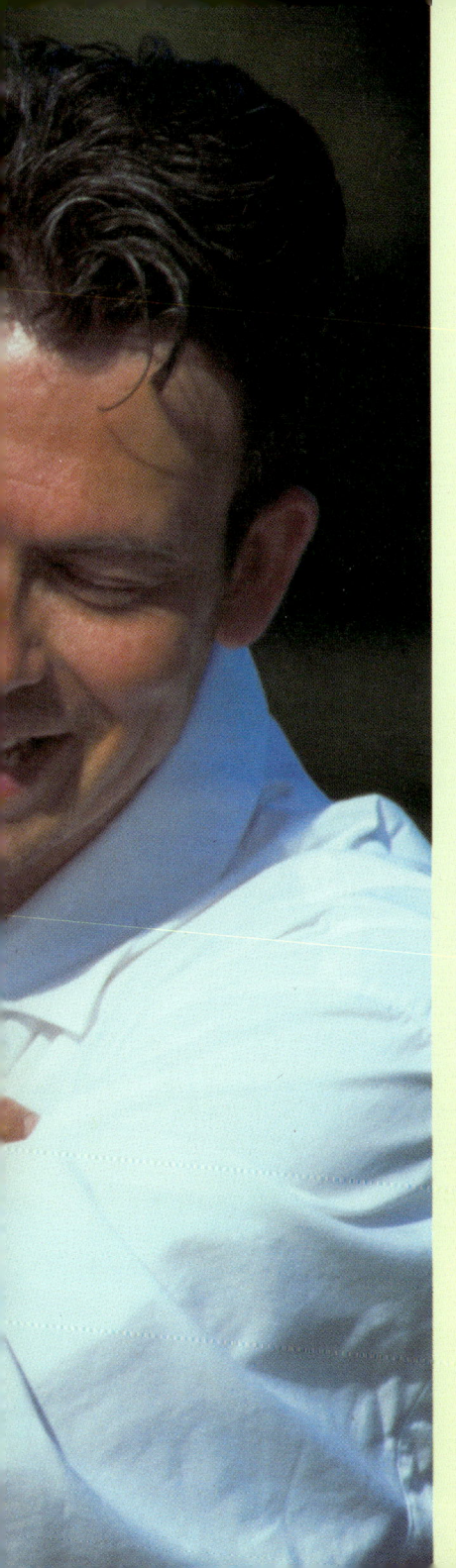

Das typgerechte Fasten

Nicht alles Gute bekommt jedem Menschen gleich gut. So wie eine Therapie für die einen hervorragend, für andere jedoch überhaupt nicht geeignet ist, so vertragen manche eine bestimmte Ernährung besser als andere. Einige Menschen haben von Natur aus eine starke, andere dagegen eine schwache Verdauung. Diese unterschiedlichen Bedingungen berücksichtigt das typgerechte Fasten und bietet so für jedes Naturell die individuell richtige Fastenform.

Jeder Mensch ist anders

Bei meiner langjährigen Arbeit als Fastentherapeut in einer Klinik für Stoffwechselerkrankungen ist mir klar geworden, dass das bekannte Heilfasten zwar sehr gut, aber nicht für alle Menschen verträglich ist – und somit nicht mehr zeitgemäß. So gibt es (Menschen-)Typen, die beim reinen Saft-Fasten hervorragend entgiften und sich während der gesamten Fastenzeit sehr wohl fühlen. Diese Menschen haben grundsätzlich eine stabile, starke Konstitution und keine Probleme, über einen längeren Zeitraum ohne feste Nahrung auszukommen. Andere hingegen quälen sich regelrecht durch das Saft-Fasten mit diversen Fastenkrisen. Meist sind dies kleine, eher zierliche Personen mit wenig Gewicht.

Sie haben vielleicht auch schon zu Hause nach Anleitung die ersten Gehversuche mit dem Heilfasten gemacht. Vielleicht gehören Sie zu den Menschen, die nach dem ersten Fastentag verzweifelt wieder aufgegeben und gesagt haben: »Nie wieder!« Vielleicht hatten Sie Kopfschmerzen, Kreislaufbeschwerden oder Magen-Darm-Probleme. Das muss nicht sein! Fasten soll und kann Spaß machen. Und Sie sollten sich, egal welcher Konstitutionstyp Sie sind, während der gesamten Fastenzeit fit und leistungsfähig fühlen, ja, Sie sollten sich von Tag zu Tag vitaler fühlen.

Fastenkrisen? Nein danke!

Aus meinen vielen Erfahrungen mit Fastenden habe ich als Ergänzung zum klassischen Saft-Fasten das Früchte-Fasten und das Suppen-Fasten entwickelt, das – kombiniert mit einem ganzheitlichen Entgiftungskonzept – für jedes Naturell die richtige individuelle Fastenform bietet.

Durch das typgerechte Fasten treten Fastenbeschwerden grundsätzlich nicht mehr auf. Ganz im Gegenteil: Hiermit können Sie, gleich welche Statur Sie haben und egal warum Sie fasten – sei es zur Verbesserung Ihrer Beschwerden oder zur Erlangung von mehr Power und Fitness oder nur, um ein paar Kilo zu verlieren –, optimal und auf angenehme Weise entgiften und entschlacken. Das macht das typgerechte Fasten auch zu einer aktiven Gesundheitsprophylaxe und einem optimalen Instrument,

Stoffwechselstörungen wie Allergien oder Rheuma zu lindern oder zu heilen. Wir erleben bei allen Fastenden nach nur einer Woche oftmals regelrechte Energieschübe und immer wieder erstaunliche Erfolge wie Linderung oder Heilung von chronischen Kopfschmerzen, Verdauungsproblemen, Allergien, Gelenkschmerzen oder Hautproblemen.

Abnehmen, ohne zu hungern!

In einer typgerechten Fastenwoche ist es möglich, ohne Mühe durchschnittlich 3 bis 6 Kilo zu verlieren und dieses Gewicht langfristig auch zu halten. Dank der gezielten Fastenmethodik kommt kein Hungergefühl auf, so wie ein altes Sprichwort besagt: »Wer hungert, der fastet nicht, und wer fastet, der hungert nicht.«

Typgerecht fasten ist besser als jede Diät

Es gibt einen gravierenden Unterschied zwischen den verschiedenen Diäten und dem typgerechten Fasten. Die Diäten verlangsamen den Stoffwechsel nur, da der Körper hier auf Sparflamme schaltet, das heißt, der träge Stoffwechsel der Übergewichtigen wird von Diät zu Diät nur noch träger. Der Jojo-Effekt der Diäten ist bekannt: Von Diät zu Diät legt man immer noch mehr an Gewicht zu – kurz gesagt, Diäten machen dick.

Das typgerechte Fasten hingegen ist die beste Möglichkeit, sein Gewicht zu normalisieren, da durch die Ausscheidung der Schlackenstoffe der träge Stoffwechsel nach

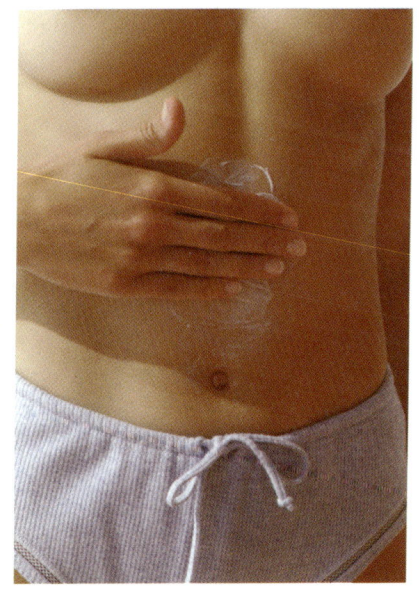

Wenn Sie richtig fasten, hungern Sie nicht!

Das typgerechte Fasten

dem Fasten angekurbelt und aktiviert wird. Die gesamte Verdauung und die Nahrungsverbrennung arbeiten nach diesem Fasten besser und effektiver. Aus diesem Grund kann das Gewicht langfristig gehalten werden. Der Darm wird durch das Fasten effektiv geschont und gereinigt, sodass eine bessere Aufnahme von Nähr- und Vitalstoffen über den Darm ins Blut stattfindet und weniger Schlackenstoffe als überflüssiger Ballast im Darm und im Fettgewebe deponiert werden.

Typgerechtes Fasten – was bringt mir das?

- ermöglicht die individuelle Entschlackung und Entgiftung
- bewirkt die individuelle Regulierung des Säure-Basen-Haushaltes
- bringt neue Vitalität, Fitness und Lebensfreude
- schafft Gewichtsverlust bis zu 6 kg pro Woche
- bewirkt eine schöne, straffe und zarte Haut
- reguliert die Blutwerte in den Normbereich (z. B. Cholesterin, Leberwerte)
- aktiviert das Immunsystem und die Selbstheilungskräfte
- reinigt die inneren Organe
- lässt »die Seele baumeln«, d. h. abschalten und entspannen
- ist hilfreich bei chronischen Beschwerden, z. B. bei Magen-Darm-Problemen wie Blähungen, Verstopfung, Darmpilzen (z. B. Candida-Mykose), Hautproblemen, Neurodermitis, Akne, Cellulitis, Allergien, Kopfschmerzen, Rheuma, Herz-/Kreislauferkrankungen
- ist die beste Gesundheitsprophylaxe und Revitalisierung

Welche Formen des typgerechten Fastens gibt es?

Jede der im Folgenden vorgestellten 3 Fastenformen ist gleich effektiv und veranlasst den Körper, jeweils auf ihre Art gleich gut zu entgiften und zu entsäuern. Das Entscheidende ist die typgerechte Zuordnung der Naturelle zu den einzelnen Fastenformen. Es gibt für jeden Menschen eine Fastenart, mit der er optimal entgiftet und mit der er sich am wohlsten fühlt.

Das Saft-Fasten

Bei dieser Fastenform werden frisch gepresste Säfte, Kräutertees, frische Gemüsebrühe und Wasser (ohne Kohlensäure) getrunken. Durch die Obst- und Gemüsesäfte wird dem Körper während der Fastenzeit mittags ein hohes Maß an Vitaminen, Enzymen und Mineralien zugeführt. Die frische, basische Gemüsebrühe am Abend sorgt zusätzlich für einen ausgeglichenen Mineralienhaushalt. Jeder Schluck Saft und jeder Löffel Gemüsebrühe sollte dabei langsam und gut eingespeichelt genossen werden.

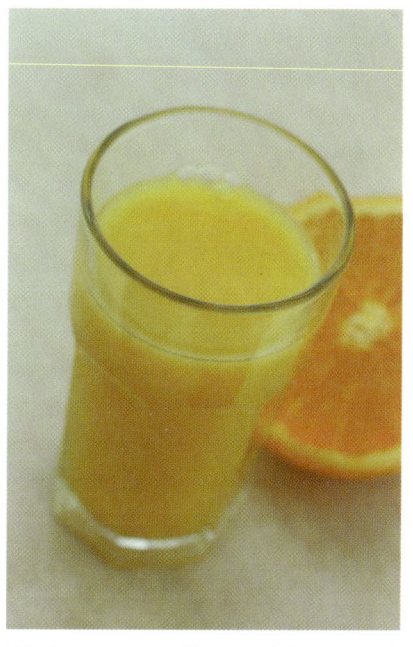

Frisch gepresste Obst- und Gemüsesäfte versorgen sie mit vielen Vitaminen.

Typgerechtes Saft-Fasten reinigt und entgiftet den gesamten Stoffwechsel, schont den Darm und entsäuert das Gewebe. Durch die reine Flüssigkeitszufuhr werden die Organe, besonders die Verdauungsorgane, geschont. Im Vergleich zum Früchte-Fasten und Suppen-Fasten werden hier keine grobstofflichen Nahrungsbestandteile zugeführt, sondern nur Flüssigkeiten in Form von Tee, Saft, Brühe und Wasser.

Hinweis

Für wen geeignet?

Das Saft-Fasten eignet sich grundsätzlich hervorragend als Gesundheitsprophylaxe für Menschen, die sich fit und vital fühlen, ebenso zur Revitalisierung von Übersäuerungskrankheiten für Personen mit normalem bis starkem Körperbau und für Übergewichtige (sog. Ernährungsnaturell, siehe S. 36).

Das Früchte-Fasten

Beim Früchte-Fasten werden wasser- und enzymhaltige Obst- und Gemüsefrüchte (wachsen über der Erde wie Zucchini, Paprika und Tomaten) verzehrt, um den Körper optimal typgerecht zu entgiften. Durch die reifen (!) Früchte werden Vitamine, Mineralien und Enzyme zugeführt, die den Körper bei der Entgiftung optimal unterstützen. Der Wassergehalt der verwendeten Obst- und Gemüsefrüchte liegt fast immer über 80 Prozent, sodass die Wasserausscheidung der Körpersäfte optimal unterstützt werden kann.

Morgens und mittags wird nur Obst und abends nur Gemüse verzehrt. Obst, abends gegessen, führt bei vielen Menschen durch den Fruchtzuckergehalt und die längere Verweilzeit im Darm zu Blähungen und Gärungsprozessen. Da die Verdauung durch den Speichel schon im Mund beginnt, heißt es auch hier: langsam essen und gut kauen.

In der Früchte-Fastenwoche kann zusätzlich ein reiner Melonentag, ein reiner Traubentag und ein reiner Enzymtag durchgeführt werden. Somit kann der Stoffwechsel durch den hohen Wasser-, Enzym-, Vitamin- und Mineraliengehalt der Früchte die Ausscheidung von Schlackenstoffen noch zusätzlich steigern. Auch beim Früchte-Fasten werden frisch ge-

Welche Formen des typgerechten Fastens gibt es?

presste Säfte, Wasser und Tee getrunken. Die ausreichende Flüssigkeitszufuhr, besonders durch Tee und Wasser (ca. 3 Liter täglich), ist auch bei dieser Fastenform – wie bei jeder anderen – zur Ausscheidung der Schlackenstoffe enorm wichtig.

> **Hinweis**
>
> **Für wen geeignet?**
> Das Früchte-Fasten eignet sich optimal zum Entschlacken und Entsäuern für mittelgroße bis große Menschen mit einem sportlichen, muskulösen Körperbau. Diese so genannten **Bewegungsnaturelle** (siehe S. 35) fühlen sich vital und voller Energie durch den Fruchtzucker- und Vitalstoffgehalt der Früchte. Diese Fastenart ist zudem ideal für Erstfastende als Einstieg und für Menschen, die zwar ihren Körper entsäuern wollen, aber auf »Essen« nicht verzichten möchten. Voraussetzung für die Durchführung einer Früchte-Fastenwoche ist jedoch eine starke Verdauungskraft. Diese Fastenart ist ungeeignet für Menschen mit Darmproblemen wie Blähungen, Völlegefühl, Reizdarm etc., da die Fruchtsäuren einen geschwächten Darm zusätzlich reizen können.
>
>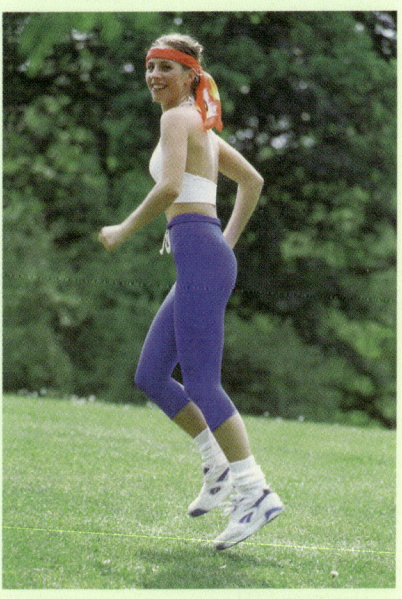
> Beim Früchte-Fasten fühlen sich Bewegungsnaturelle besonders fit.

Diese Fastenart kann bei einem gesunden Darm ohne Probleme auch länger als eine Woche (z. B. 2 oder 3 Wochen) durchgeführt werden, sodass der Körper langfristig entgiftet werden kann. Im Vergleich zum Saft- und Suppen-Fasten wird dem Körper hier eine reinigende und entgiftende

Ernährung in »fester« Form zugeführt. Das Früchte-Fasten vermittelt daher auch das Gefühl, etwas zu essen, obwohl überwiegend Wasser, Vitamine, Mineralien und Enzyme aus den Früchten verzehrt werden.

Das Suppen-Fasten

Diese Fastenform stellt die dritte hervorragende Möglichkeit dar, den Körper typgerecht auf sanfte und schonende Art und Weise von seinen Schlacken und Giften zu befreien. Sie besteht morgens aus schmackhafter Hafercremesuppe sowie mittags und abends aus verschiedenen Gemüsesuppen, die Sie individuell variieren können. Durch das schonende Kochverfahren werden die wertvollen Inhaltsstoffe nicht zerstört, sondern die Lebensmittel werden durch den Kochprozess aufgeschlossen, und Vitamine und Mineralien können über den Darm sehr gut ins Blut aufgenommen werden. Auch beim Suppen-Fasten ist es wichtig, jeden Löffel Suppe gut einzuspeicheln.

> **Hinweis**
>
> **Für wen geeignet?**
> Das Suppen-Fasten eignet sich besonders für kleine, zierliche Personen, die wenig Gewicht haben (sog. **Empfindungsnaturelle**, siehe S. 33), für Menschen mit starken Magen-Darm-Problemen, mit schwachem Immunsystem, für ältere Menschen sowie nach Operationen und langer Medikamenteneinnahme.

Die Hafercremesuppe am Morgen bindet belastende Stoffe im Darm und reguliert Leber, Galle und Bauchspeicheldrüse. Wenn Sie sie über einen längeren Zeitraum zu sich nehmen, senkt sie den Cholesterinspiegel im Blut. Die stark basischen Gemüsesuppen werden püriert und sind somit sehr leicht verdaulich. Im Vergleich zum Saft-Fasten wird dem Körper etwas mehr »Substanz« zugeführt. Dem alten Sprichwort »Gesundheit beginnt im Darm« wird auch das Suppen-Fasten gerecht, da der Darm optimal geschont und gereinigt wird.

Welche Formen des typgerechten Fastens gibt es?

Das ganzheitliche Entgiftungskonzept

Das typgerechte Fasten nach Moll in Form von Saft-Fasten, Früchte-Fasten und Suppen-Fasten beinhaltet zusätzlich ein tägliches umfangreiches, ganzheitliches Entgiftungskonzept (siehe S. 62). Entscheidend ist bei allen drei Fastenformen, die Ausscheidungsorgane des Körpers wie Leber, Niere, Darm, Haut und Lunge täglich optimal zu unterstützen, damit die Schlacken gezielt ausgeschieden werden können und der Körper nicht erneut belastet wird.

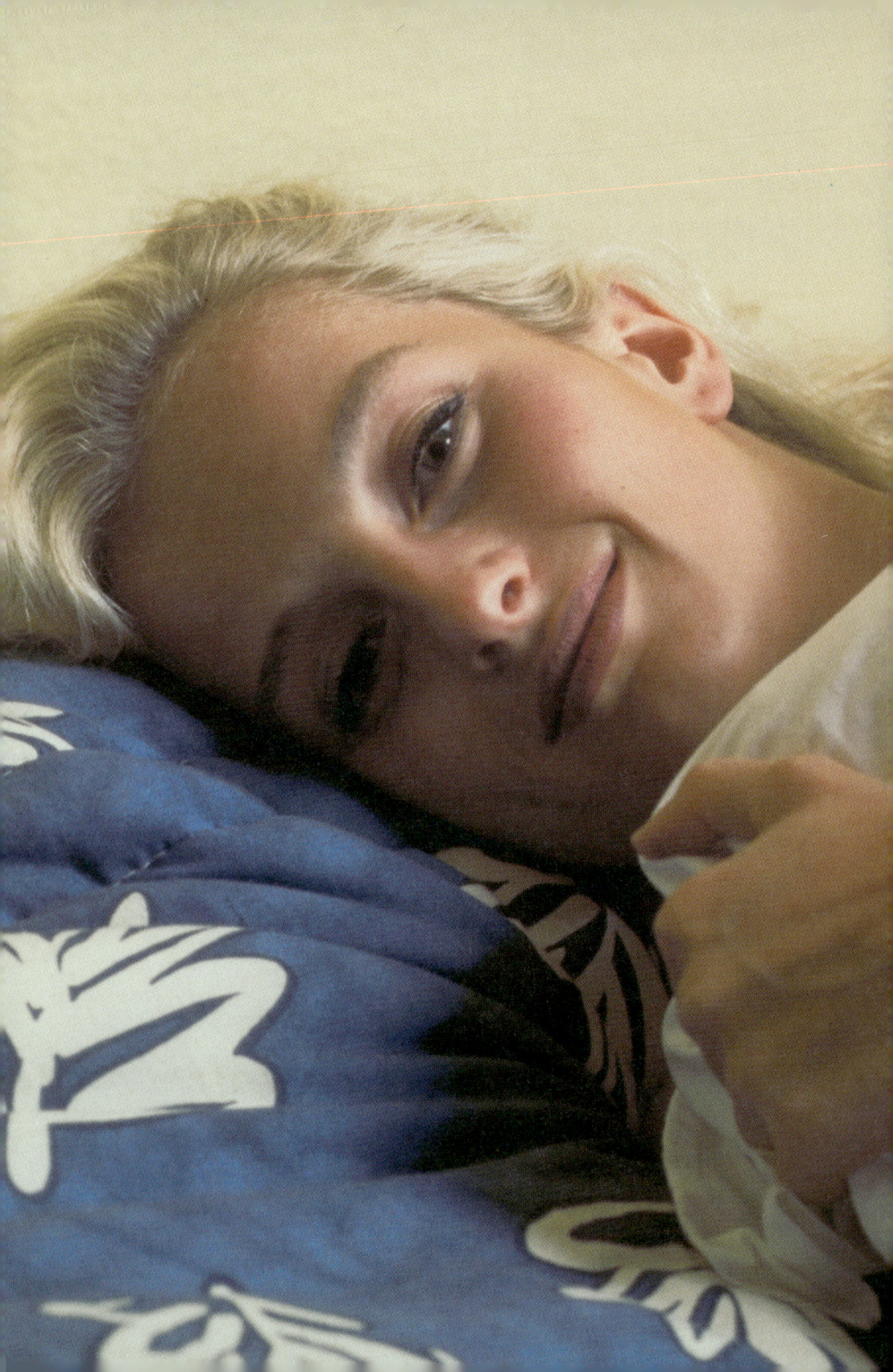

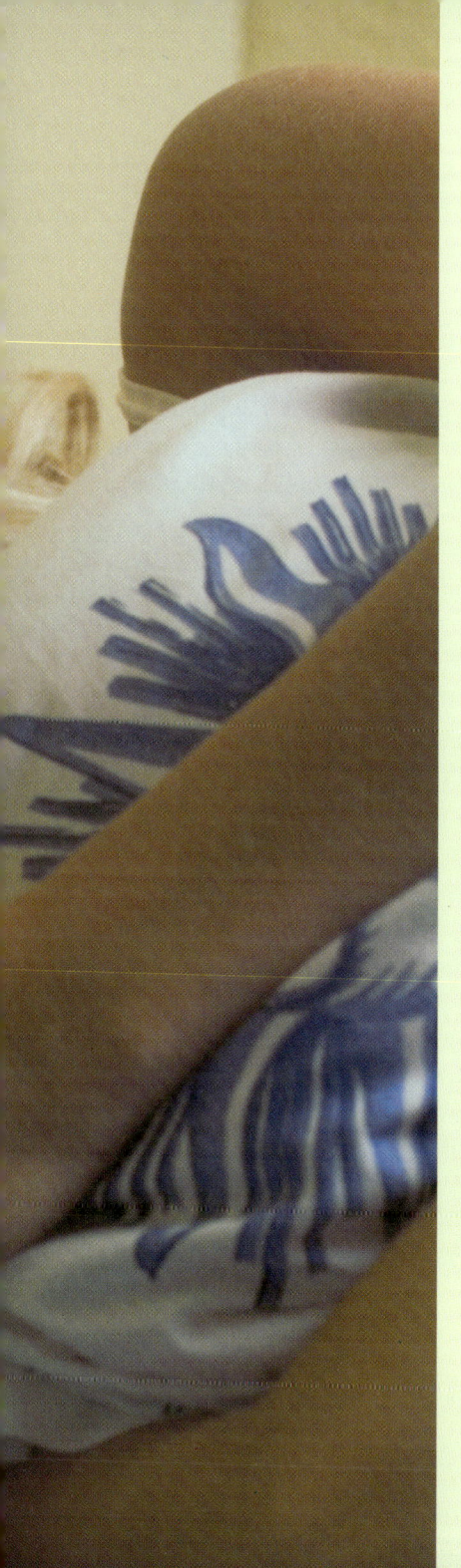

Die Konsti-
tutionstypen

Welche Fastenart ist nun für mich die richtige? Was für ein Naturell bin ich, und wie kann ich meinen Körper richtig und regelmäßig entgiften? Um diese Fragen beantworten zu können, werden wir uns im folgenden Kapitel zunächst mit den einzelnen Konstitutionstypen beschäftigen. Im Anschluss daran finden Sie verschiedene Checklisten zu den einzelnen Naturellen sowie eine Zuordnung zu Ihrer typgerechten Fastenform.

■ Die Konstitutionstypen

Warum manche schon zunehmen, wenn sie Essen nur sehen

Jeder Mensch ist anders. Jeder hat sein einzigartiges Äußeres und einen individuellen Charakter. Und doch gibt es bei bestimmten Typen viele Ähnlichkeiten und Gemeinsamkeiten. Zahlreiche Wissenschaftler und Heillehren haben sich bereits mit der Typenlehre beschäftigt. In der ayurvedischen Lehre bezeichnet man die unterschiedlichen Typen mit Vata, Pitta und Kapha. Für den deutschen Sprachraum entwickelte der Arzt und Naturforscher Carl Huter zusammen mit Amandus Kupfer Ende des 19. Jahrhunderts die Konstitutionslehre und teilte die Menschen in Empfindungs-, Bewegungs- und Ernährungsnaturelle ein. Diese Einteilungen in den verschiedenen Kulturen entsprechen sich und sind hervorragend geeignet, die Naturelle zu charakterisieren. Diese werden bestimmt durch unser energetisches Potenzial, unser Aussehen und unseren Charakter. Die Ausprägung und die Mischung der einzelnen Naturell-Anteile sind jedoch individuell verschieden.

Aus meiner Arbeit in einer Fachklinik mit chronisch kranken Menschen und in unserem Fastenwanderzentrum, das jährlich viele verschiedene Menschen besuchen, kann ich diese Unterschiede nur bestätigen. Speziell in der Ernährung konnte ich jahrelang beobachten, dass eine rohe, unerhitzte Kost von bestimmten Typen gut vertragen wird, da sie von Natur aus eine sehr starke Verdauungskraft hatten. Sie fühlten sich mit dieser Ernährung sehr wohl. Andere hingegen bekamen Blähungen, Völlegefühle, Blähbauch und hatten größere Probleme, diese Kost zu verdauen. Ihre Verdauungskraft war nur sehr gering ausgeprägt, sodass hier eine bekömmliche, gekochte Ernährung besser für den gesamten Stoffwechsel war. Wie ist es nun möglich, dass die gleiche Ernährung von einigen Menschen vertragen wird und anderen größte Probleme bereiten kann?

Jeder Mensch kann einem der 3 oben genannten Typen zugeordnet werden. Für jeden Typ ist eine bestimmte Ernährungs- und Lebensweise, eine Entgiftungsform, sprich Fastenform, optimal geeignet, das heißt, sie wirkt unterstützend und regulierend auf ihn. Hält er sich nicht an die

Empfehlungen für seinen Typ, kann die Ernährungs- und somit auch die Fastenform ihn schwächen, ja sogar krank machen.

Grundlegend für die Typen-Einteilung sind körperliche Merkmale, z.B. die Körper- und Gesichtsform, ergänzt durch emotionale und psychische Eigenschaften. Die Bestimmung der Konstitutionstypen ist keine Einteilung in gut und böse oder stark und schwach, sondern sie bewertet jedes Naturell neutral. Sie erklärt z.B., warum manche Menschen essen können, was Sie wollen, ohne zuzunehmen, und andere schon »beim Anblick« einer Mahlzeit zunehmen, warum manche Menschen die Ruhe selbst sind und andere ständig etwas unternehmen müssen oder warum bestimmte Menschen die Rohkosternährung besser vertragen als andere.

Das Empfindungsnaturell

Empfindungsnaturelle werden von dem Element Luft dominiert. Sie sind die »Sensibelchen« unter uns. Sie reagieren sehr schnell und sehr empfindlich auf ihre Umwelt und auf Veränderungen. Diese Veränderungen bedeuten für das Empfindungsnaturell meistens Stress. Wenn dieser Stress von außen zu groß wird, neigen Empfindungsnaturelle meist zu Magenproblemen. Das gesamte Verdauungssystem stellt bei ihnen einen Schwachpunkt dar. Sie neigen sehr stark zu Sorgen und Kummer und machen sich viele Gedanken über ihre Mitmenschen und ihre Umwelt. Begeisterung und Enttäuschung wechseln sehr oft. Spontanentscheidungen sind typisch für dieses Naturell. Sie sind meist klein, haben einen leichten, eher zierlichen Körperbau und ein geringes Gewicht. Sie neigen meist zu Blässe, trockener Haut und trockenen Haaren. Der Haarwuchs ist fein und zart. Ihr Hungergefühl ist unregelmäßig. Empfindungsnaturelle haben meist kalte Hände und Füße und frieren sehr leicht. Für dieses Naturell ist es geradezu typisch, mit dicken Socken frierend zu Bett zu gehen – ganz im Gegenteil z.B. zum Bewegungstyp, der vor innerer Hitze nur so strotzt und gar nicht verstehen kann, dass andere Menschen frieren können.

Die Konstitutionstypen

> **Das Empfindungsnaturell im Gleichgewicht:**
>
> Einfallsreichtum, Klarheit, Ausgeglichenheit, spontanes Handeln, Kreativität, Fröhlichkeit, Sprachgewandtheit, Regelmäßigkeit.

Ernährung und Lebensweise

Wenn Sie ein Empfindungstyp sind, ist Ihre Verdauungsleistung eher gering, sodass reine Rohkosternährung (z. B. Salate und Obst) Ihnen langfristig Probleme bereitet. Da Sie sehr sensibel und feinfühlig sind, sollten Sie rohe Kost dann verzehren, wenn Ihnen danach ist. Besser verträglich sind jedoch leicht gedünstete, wärmende Speisen (Gemüsesuppen, Kartoffeln, gedünstetes Gemüse etc.), mit Sahne und Butter angerichtet. Empfindungsnaturelle sollten außerdem salzige und saure Gerichte (z. B. Sauerkraut) sowie süße Speisen (süßes Obst, Reis, Süßkartoffeln etc.) bevorzugen. Wärmende Gewürze wie Koriander, Zimt, Pfeffer, Ingwer, Kurkuma sind zusätzlich empfehlenswert. Grundsätzlich sollten Sie eine erhitzte, wärmende und leicht verdauliche Ernährung mit wenig schweren Vollkornprodukten praktizieren.

> **Das Empfindungsnaturell im Ungleichgewicht:**
>
> Ruhelosigkeit, Sorgen, Ängste, Übersensibilität, Untergewicht, Verstopfung, Blähungen, unregelmäßiger Stuhlgang, trockene Hände, Haut und Haare, nervöser Magen, Schlafstörungen, kalte Hände und Füße, brüchige Fingernägel, Schwindelgefühle, Nervenschmerzen, Gelenk-, Kopf- und Rückenschmerzen.

Das Leitthema des Empfindungsnaturells heißt »Regelmäßigkeit«, das heißt, Sie sollten auf einen regelmäßigen Tagesrhythmus, regelmäßige warme Mahlzeiten, genügend Pausen und frühes Zubettgehen achten. Ideale sportliche Aktivitäten sind Spaziergänge, Radfahren, Schwimmen, Wandern, jedoch kein Ausdauersport, da Empfindungstypen sehr schnell erschöpfen.

Das Bewegungsnaturell

Bewegungstypen werden durch das Element Feuer dominiert. Sie sind deshalb auch sehr aktiv, leistungsfähig, leicht erregbar und schnell zu verärgern. Diese Menschen gehen Dinge mit einer großen Geschwindigkeit an. Sie arbeiten sehr systematisch und organisiert, sind mutig und möchten gerne Führungspositionen übernehmen. Sie haben einen starken Bewegungsdrang, dem sie unbedingt auch nachkommen sollten. Es sind oft große, sportliche und muskulöse Typen. Ihre Haut ist meist hell und gut durchblutet, was ihre innere Hitze widerspiegelt. Ihre Haare sind oft hell oder rötlich, seidig glänzend. Bewegungsnaturelle haben einen sehr großen Hunger und eine optimale Verdauung, da ihre Verdauungssäfte und der gesamte Stoffwechsel immer auf Hochtouren arbeiten. Während z. B. Ernährungsnaturelle sehr leicht zunehmen, haben Bewegungsnaturelle keinerlei Gewichtsprobleme. Kennen Sie auch Menschen, die permanent essen können, was sie wollen, und doch nicht zunehmen? Dies sind eindeutig Bewegungsnaturelle.

> **Das Bewegungsnaturell im Gleichgewicht:**
>
> Organisationstalent, Herzlichkeit, Mut, Stärke, temperamentvoll, unternehmungslustig, hervorragende Verdauung, ausgeglichener Wärmehaushalt (Bewegungsnaturelle frieren im Gleichgewicht nie!), guter Redner/ gute Rednerin.

Ernährung und Lebensweise

Da sie die stärkste Verdauungsleistung von allen Naturellen haben, vertragen sie auch größere Rohkostmengen ohne Probleme. Scharfe Gewürze und fettiges Essen sollten sie jedoch meiden, weil damit das Temperament und die innere Hitze noch mehr angespornt werden. Allgemein gilt für Bewegungstypen, dass sie nicht zu salzig, zu stark gewürzt und zu sauer essen sollten. Besser geeignet sind bittere und herbe Lebensmittel, wie Gemüsefrüchte, Salate oder Hülsenfrüchte. Bewegungsnaturelle bevorzugen meist instinktiv kalte Speisen und kühle Getränke, die sie harmonisieren. Sie können durch ihr starkes Hungergefühl Mahlzeiten schlecht ausfallen lassen. Bewegungsnaturelle sollten darauf achten, in Ruhe zu essen und während des Essens nicht andere Dinge nebenbei zu betreiben, wie z. B. Zeitung lesen, fernsehen, im Gehen essen etc.

> **Das Bewegungsnaturell im Ungleichgewicht:**
>
> leicht gelbliche Gesichtsfarbe (Leberstoffwechsel), Entzündungen (Haut, Schleimhäute, Gelenke), Ekzeme, Steinbildungen, Heißhunger, Durchfall, Allergien, Bindegewebsschwäche, Haarausfall und Ergrauen, perfektionistisch, leicht reizbar und leicht verärgert, kritiksüchtig, ungeduldig.

Das Leitthema dieses Typs heißt »Mäßigung«, das heißt, sie sollten sich für die Aktivitäten und für die Ruhephasen Zeit nehmen. Bewegungsnaturelle suchen Herausforderungen und ergreifen gerne die Initiative. Sie sind meist in einem weiten Umkreis nach außen wirksam. Sportliche Aktivitäten sind für diesen Typ lebenswichtig; ideal sind Joggen, Skifahren, Reiten und Ausdauersport jeder Art. Sie müssen jedoch auf das richtige Maß von Aktivität und Erholung achten, denn ihre nahezu unbegrenzte Energie kann auch zur Überforderung führen.

Das Ernährungsnaturell

Das Ernährungsnaturell wird durch das Element Erde dominiert. Dieses Element drückt Ruhe, Beständigkeit und Ausgeglichenheit aus. Ernährungsnaturelle haben meist einen stabilen, mittelgroßen und schweren Körperbau. Sie gehen Dinge methodisch und sehr langsam an. Sie überlegen sehr lange und in Ruhe, treffen keine spontanen Entscheidungen. Diese Menschen neigen zu einer glatten und fettigen Haut, ihre Haare sind kräftig, dicht und meist dunkel. Sie essen und trinken gerne reichhaltig, besonders zu viel Zucker, fettiges Essen und Alkohol; jedoch ist ihre Verdauung sehr träge. Das Essen gibt ihnen die nötige Ruhe und Zufriedenheit. Aufgrund ihrer trägen Verdauung nehmen sie sehr schnell zu (viel schneller als alle anderen Naturelle) und haben in der Regel daher immer mit Übergewicht zu kämpfen. Ernährungsnaturelle gehören zu denen, die bereits »vom Anschauen« einer Mahlzeit zunehmen. Aufgrund ihres trägen Stoffwechsels lagern sich bei ihnen auch schneller als bei anderen Naturellen Schlackenstoffe im Gewebe ab.

Ernährungsnaturelle haben meistens schon unzählige Diäten hinter sich. Regelmäßiges typgerechtes Fasten und eine typgerechte Ernährung ist für sie die einzige Möglichkeit, langfristig ihr Gewicht zu normalisieren und zu halten. Beim reinen Saft-Fasten nehmen sie nicht selten bis zu 6 kg in einer Woche ab – und das zu ihrer positiven Überraschung: ohne Hungergefühle!

Das Ernährungsnaturell im Gleichgewicht:

Ruhe, Stärke, Großzügigkeit, Zufriedenheit, Geduld, Gleichmäßigkeit, Widerstandsfähigkeit, seelische Stabilität.

Ernährung und Lebensweise

Wenn Sie ein Ernährungsnaturell sind, sollten Sie vor jedem Essen einen Salat verzehren, um Ihre träge Verdauung anzuregen. Ideal sind deshalb auch verdauungsanregende Gewürze wie Ingwer, Kurkuma, Kardamon etc. Im Sommer ist für Sie die rohe Kost sehr gut, im Winter sollte der Rohkostanteil reduziert und durch einen gekochten Anteil ersetzt werden. Allgemein gilt für Ernährungsnaturelle, nicht zu viel, zu fett, zu süß und zu salzig zu essen. Dies führt zu aufgeschwemmtem Gewebe und zu Einlagerungen von Schlacken im Körper. Ernährungsnaturelle haben zwar ein geringes Hungergefühl und könnten im Vergleich zu den anderen Naturellen sehr gut eine Mahlzeit ausfallen lassen, doch sie werden ständig von Essgelüsten geplagt, denen sie auch meist nachgeben. Ernährungsnaturelle sind die typischen »Genießer«, die so schnell nichts aus der Ruhe bringen kann.

> **Das Ernährungsnaturell im Ungleichgewicht:**
>
> Schwerfälligkeit, Egoismus, Gleichgültigkeit, Übergewicht, träge Verdauung und Ausscheidung, Völlegefühl, Herz- und Kreislaufbeschwerden, Atemwegserkrankungen, Wasseransammlungen, Diabetes, fettige Haut und Haare, Infektionskrankheiten.

Das Leitthema dieses Typs heißt »Anregung«. Viel Bewegung und Abwechslung sind im Tagesablauf zu empfehlen, da sie sonst sehr schnell träge werden können. Längere sitzende Tätigkeiten sollten sie daher meiden. Sportliche Aktivitäten sind besonders wichtig, obwohl es sie jedes Mal viel Überwindung kostet; empfehlenswert sind z. B. Wandern, Tennis, Tanzen oder Gewichtheben. Regelmäßige Saunagänge und Trockenbürsten des Körpers am Morgen sind für sie besonders geeignet.

Mischnaturelle

Neben diesen 3 Grundnaturellen gibt es noch die so genannten Mischnaturelle:

- Ernährungs-Bewegungs-Naturell
- Ernährungs-Empfindungs-Naturell
- Bewegungs-Empfindungs-Naturell

Diese Mischtypen vereinen also überwiegend 2 Naturelle in sich (z. B. das Ernährungsnaturell und das Bewegungsnaturell) und stehen demnach abwechselnd oder gleichzeitig unter dem Einfluss des einen oder anderen Typs. Bei den Mischtypen kann dabei ein Naturell dominanter als das andere oder beide gleich stark ausgeprägt sein. Auch hier gibt es wieder individuelle typengerechte Empfehlungen zur Ernährung, zur Lebensweise und zur Fastenform.

Ein sehr seltenes Mischnaturell ist das Harmonie-Naturell. Bei diesem sind alle 3 Naturelle (Empfindung, Bewegung und Ernährung) in etwa gleich stark, das heißt harmonisch vereint. Hier gelten im Folgenden ebenfalls die Richtlinien für das Mischnaturell.

Was für ein Naturell sind Sie?

Haben Sie sich bei der einen oder anderen Beschreibung erkannt? Im Folgenden können Sie anhand von Checklisten herausfinden, was für ein Naturell Sie sind und welche Entgiftungsform bzw. Fastenform optimal zu Ihrem Naturell passt, das heißt typgerecht ist. Nehmen Sie sich bitte Zeit zum Beantworten der Checklisten. Am Ende jeder Liste addieren Sie jeweils die Zahl der Ja- und der Nein-Antworten und tragen diese in die Liste ein.

Viele Fragen sind ausschließend, das heißt, Sie können z. B. entweder die Verdauung des einen oder anderen Naturells haben, oder Sie sind entweder klein oder mittelgroß oder groß. In diesen Fällen kann also nur eine Antwort richtig sein. Werden in einer Frage mehrere Fakten abgefragt, z. B. »trockene, feine und zarte Haare«, und es trifft nur einer der drei Punkte auf Sie zu, können Sie trotzdem JA ankreuzen. Manchmal ist es hilfreich, beim Beantworten der Fragen den Partner oder eine gute Freundin in die eigene Beurteilung mit einzubeziehen. Und nun viel Spaß beim Beantworten der Fragen!

Checkliste Empfindungsnaturell

Äußere Merkmale	Ja	Nein
Körpergröße: klein	X	
schlanker, leichter Körperbau	X	
kleine Ohren	X	
kleine Nase		X
kleiner Mund		X
breite, hohe Stirn		X
wacher Blick	X	
schmale, grazile Hände		X
trockene, feine Haare	X	
trockene, zarte Haut	X	
Verdauung		
unregelmäßig Hunger, unregelmäßige Verdauung		
Neigung zu Verstopfung oder starken Blähungen	X	
Sonstiges		
sehr empfindsam	X	
klarer, wacher Geist	X	
ideenreich, begeisterungsfähig	X	
Neigung zu Sorgen, Kummer	X	
leichter Schlaf	X	
Neigung zu Erschöpfung	X	
friert sehr schnell, oft kalte Hände und Füße	X	
Gesamt		

Checkliste Bewegungsnaturell

Äußere Merkmale	Ja	Nein
Körpergröße: groß		x
muskulöser, sportlicher Körperbau		x
große, feste Ohren		x
prägnante Nase	x	
schmale Lippen		x
langer, schmaler Hals	x	
fester Blick		x
große, gut durchblutete Hände		x
helle, oft rötliche Haare		x
empfindliche, helle Haut (oft Sommersprossen)		x
Verdauung		
starker Hunger, starke Verdauung		x
kann Mahlzeiten schlecht ausfallen lassen	x	
Sonstiges		
starker Wille	x	
gute Durchsetzungskraft	x	
leicht erregbar und ungeduldig	x	
temperamentvoll	x	
kurzer, aber tiefer Schlaf		x
leistungsfähig	x	
besitzt innere Hitze (friert nie)		x
Gesamt		

Checkliste Ernährungsnaturell

Äußere Merkmale	Ja	Nein
Körpergröße: mittelgroß		x
kräftiger, starker Körperbau (neigt zu Übergewicht)		x
große, fleischige Ohren		x
kurze Nase, füllig im unteren Teil		x
große, volle Lippen		x
kurzer, dicker Hals (oft Doppelkinn)		x
ruhiger, sanfter Blick		x
große, kräftige, fleischige Hände		x
fettige, kräftige Haare		x
fettige, weiche Haut		x
Verdauung		
geringes Hungergefühl, langsame Verdauung		x
Neigung zu Völlegefühl		x
Sonstiges		
gerät selten aus der Fassung		x
zufrieden, sanftmütig		x
großzügig vergebend		x
nimmt sich Zeit		x
Neigung zum Egoismus		x
tiefer, erholsamer Schlaf		x
ausdauernd	x	
Gesamt		

Auswertung der Checklisten

● Grundnaturell

Haben Sie in einer Checkliste deutlich mehr Ja-Antworten als in den beiden anderen? Dann sind Sie ein reines Grundnaturell und sollten sich an der entsprechenden Fastenform orientieren.

Beispiel: Ja-Antworten   beim Empfindungsnaturell: 13
                        beim Bewegungsnaturell: 7
                        beim Ernährungsnaturell: 5

Sie sind ein reines Empfindungsnaturell und sollten sich grundsätzlich nach der Fastenform für das Empfindungsnaturell richten.

● Mischnaturell

Haben Sie in 2 oder gar in allen 3 Checklisten (Letzteres dürfte die Ausnahme sein) etwa die gleiche Zahl an Ja-Antworten? Dann sind Sie ein Mischnaturell.

Beispiel: Ja-Antworten   beim Empfindungsnaturell: 4
                        beim Bewegungsnaturell: 9
                        beim Ernährungsnaturell: 11

Sie sind ein Ernährungs-Bewegungs-Naturell (zur entsprechenden Fastenform siehe Kasten, Seite 44).

Im Zweifel mit Gefühl

Sie haben sich sicherlich bei dem einen oder anderen Typ wiedergefunden. Nach unseren Erfahrungen wählen viele Fastende, nachdem sie die Beschreibung der einzelnen Fastenarten kennen, auch intuitiv die Form aus, die ihnen persönlich am besten gefällt. Sie können sich im Zweifel auf Ihr Gefühl verlassen, welche Fastenform Ihnen am meisten zusagt – fast immer ist dies auch die richtige Fastenform für Ihren Typ. Die Checklisten helfen ihnen zusätzlich, Ihre Entscheidung zu bestätigen.

> **Hinweis**
>
> **Die typgerechte Fastenform für Mischtypen**
>
> Bei Mischnaturellen (auch beim Harmonie-Naturell) ist für die typgerechte Fastenform grundsätzlich entscheidend, welche Art der Verdauung Sie bejaht haben.
>
> Beispiel: Sie sind ein Ernährungs-Bewegungs-Naturell und haben angegeben:
>
> Ernährungsnaturell: geringes Hungergefühl, langsame Verdauung – Nein
>
> Bewegungsnaturell: starker Hunger, starke Verdauung – Ja
>
> Sie haben also die Verdauung des Bewegungsnaturells und sollten sich daher grundsätzlich nach der Fastenform für das Bewegungsnaturell richten.

Welche Fastenform ist für Sie typgerecht?

Mithilfe der Checklisten haben Sie nun ermittelt, ob Sie ein Empfindungs-, Bewegungs- oder Ernährungsnaturell oder ein Mischtyp sind. Unabhängig vom Naturell sollten Menschen mit chronischen Beschwerden oder nach längerer Medikamenteneinnahme und ältere Menschen grundsätzlich nur unter erfahrener therapeutischer Leitung fasten.

Suppen-Fasten für das Empfindungsnaturell

Empfindungsnaturelle leiden beim klassischen Saft-Fasten meistens an Unterzuckerung, Kreislaufbeschwerden und häufigen Kopfschmerzen. Dies sind Anzeichen, dass der Stoffwechsel die anfallenden Fastensäuren und Schlackenstoffe nicht ausreichend ausscheiden kann. Diese Fastenbeschwerden müssen nicht sein und treten bei typgerechtem Fasten auch beim Empfindungstyp in der Regel nicht mehr auf.

Welche Fastenform passt zu welchem Naturell?

Naturell	Fastenform
Empfindungsnaturell	Suppen-Fasten
Bewegungsnaturell	Früchte-Fasten
Ernährungsnaturell	Saft-Fasten
Mischnaturelle	Fastenform entsprechend der Verdauungskraft des ausgeprägten Naturells
unabhängig vom Naturell:	
bei chronischen Beschwerden*	Suppen-Fasten
nach längerer Medikamenteneinnahme*	Suppen-Fasten
ältere Menschen*	Suppen-Fasten

* Diese Menschen sollten grundsätzlich in einem Fastenzentrum unter erfahrener, therapeutischer Leitung fasten.

Da die Empfindungsnaturelle nur eine schwache Verdauungsleistung haben und zu Blähungen und Verstopfung neigen, ist die reine Rohkosternährung für sie nicht geeignet. Nach unseren Erfahrungen vertragen sie daher auch das Früchte-Fasten schlecht. Empfindungsnaturelle frieren leicht, haben oftmals kalte Hände und kalte Füße, also eine schlechte Durchblutung. Viele Fastende frieren durch die Stoffwechselumstellung sowieso leicht, sodass für die Empfindungsnaturelle das Suppen-Fasten optimal geeignet ist. Die warmen Gemüsesuppen sowie die schmackhafte Hafercremesuppe am Morgen unterstützen den Wärmehaushalt des Empfindungstyps sehr gut. Der Stoffwechsel erlangt somit die notwendige Energie zur Ausscheidung von Schlackenstoffen. Da der Körper eine Betriebstemperatur von ca. 37 °C zur Regulation der Stoffwechselabläufe benötigt, ist der kalte, unterkühlte Stoffwechsel dieses Typs nicht in der Lage, zusätzliche Energie zur Ausscheidung zu mobilisieren. Empfin-

Die Konstitutionstypen

dungsnaturelle sollten daher wärmende, anregende Teesorten wie Ingwer- oder Yogitee täglich trinken, in der Fastenzeit warme Kleidung tragen und täglich ein warmes Fußbad nehmen.

Empfindungsnaturelle fühlen sich beim Suppen-Fasten so richtig wohl und leistungsfähig. Das schwache Verdauungssystem dieses Typs wird durch die warmen Suppen geschont und der Darm optimal gereinigt. Durch die effektive Darmreinigung und Darmschonung stellt sich auch eine schöne, straffe Haut und ein festes Bindegewebe wieder ein. Das Suppen-Fasten ist für diesen Typ auch deshalb ideal, weil das Empfindungsnaturell meist sehr leichtgewichtig ist. Er bekommt hier etwas mehr Substanz in Form von Suppen zugeführt als bei den anderen Fastenformen. Durch das typgerechte Suppen-Fasten kann das Empfindungsnaturell optimal entgiften.

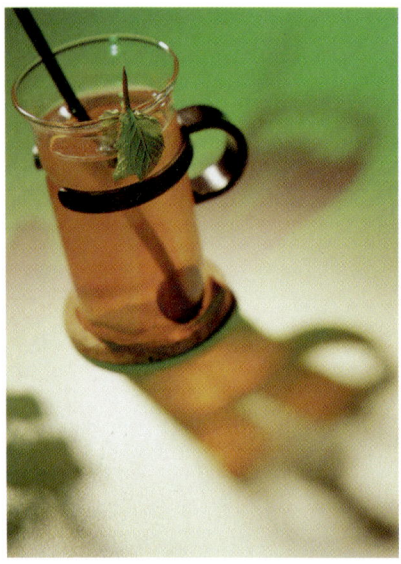

Wärmender, anregender Tee ist für Empfindungsnaturelle genau das Richtige.

Früchte-Fasten für das Bewegungsnaturell

Da das Bewegungsnaturell ein hitziger Feuertyp ist, der im gesunden Zustand nie friert, ist grundsätzlich alles zu vermeiden, was diesen Typ noch zusätzlich erhitzt und »heißsporniger« macht. Aus diesem Grund ist das wärmende Suppen-Fasten für das Bewegungsnaturell nicht geeignet. Es braucht ganz im Gegensatz zum immer frierenden Empfindungsnaturell eine kühlende Nahrungs- und Entgiftungsform. Bewegungsnaturelle haben zudem den stärksten Stoffwechsel und die stärkste Verdauungskraft und daher permanent Hunger. Sie können den ganzen Tag essen, ohne zuzunehmen. Das Früchte-Fasten ist für diesen Typ daher die ideale

Welche Fastenform ist für Sie typgerecht?

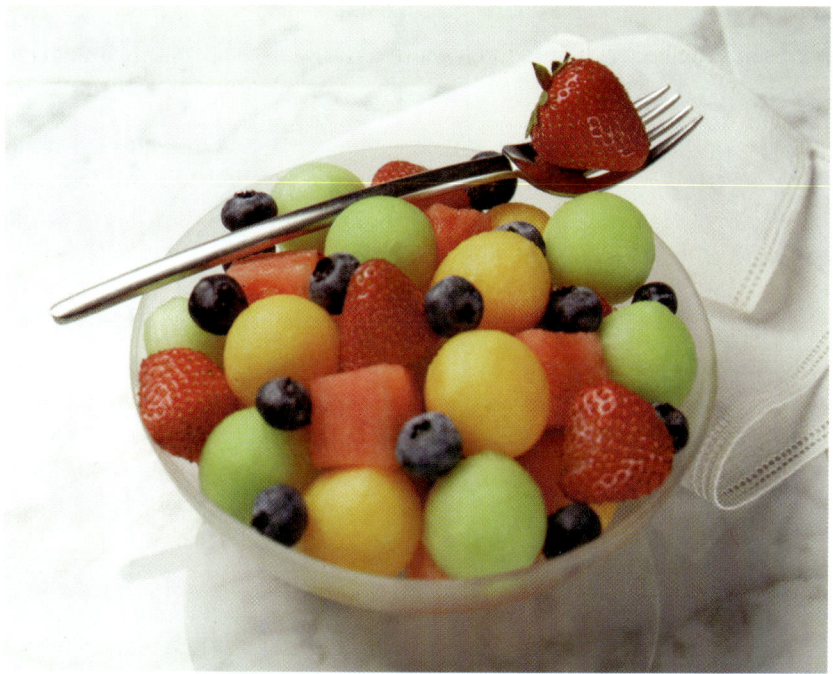

Köstliche Früchte für zwischendurch; Beim Früchte-Fasten können sie Obst- und Gemüsefrüchte essen, wann immer sie Hunger verspüren.

Fastenform. Sie haben dabei das Gefühl, etwas zu essen, können jeden Bissen kauen, doch durch den hohen Wassergehalt der Früchte (mehr als 80 Prozent) nehmen Sie außer vielen Vitaminen, Mineralien und Enzymen quasi nur Wasser zu sich. Sie können beim Früchte-Fasten immer dann essen, wenn Sie ein Hungergefühl verspüren – Zwischenmahlzeiten sind erlaubt.

Nach unseren Erfahrungen werden Mengen zwischen 1 und 2 kg Obst und Gemüse über den Tag verzehrt. Die in den Früchten enthaltenen hohen Mengen an Enzymen, Vitaminen, Mineralien und Spurenelementen reinigen und entgiften Blut, Gewebe und Zellen des Bewegungsnaturells in optimaler Form. Bewegungstypen sollten besonders in der Fastenzeit darauf achten, ihrem Körper auch Ruhe zu gönnen. Deshalb sind wohltuende Massagen und Entspannungsverfahren für dieses Naturell ausgleichend und harmonisierend.

Bewegungsnaturelle treiben und brauchen täglich Sport. Da sie durch das typgerechte Früchte-Fasten auch vital und leistungsfähig sind, können sie während der Fastenzeit ihren gewohnten sportlichen Aktivitäten nachgehen, z. B. Mountainbike fahren, Joggen, Wandern etc., ohne jedoch die Ruhephasen zu vernachlässigen.

Hinweis

Früchte-Fasten plus Bewegung

Diese Fastenform kann nur bei ausreichender Bewegung praktiziert werden. Tägliche große Mengen an Früchtekost sind bei einer rein sitzenden Tätigkeit auch für das Bewegungsnaturell nicht möglich. Ohne Bewegung wären erhebliche Gärungsreaktionen, Blähungen und Blähbauch die Folge. Deshalb sollte das Früchte-Fasten immer in Kombination mit ausreichender Bewegung und einem ganzheitlichen Entgiftungsprogramm durchgeführt werden.

Saft-Fasten für das Ernährungsnaturell

Das Ernährungsnaturell ist ein eher träges Naturell, das sich sowohl in seinem ruhigen Charakter als auch in seiner Verdauung widerspiegelt. Durch die träge und langsame Verdauung hat dieses Naturell immer Gewichtsprobleme. Dem Ernährungsnaturell muss daher im Gegensatz zum Empfindungsnaturell keine Substanz beim Suppen-Fasten zugeführt werden. Das Früchte-Fasten ist aufgrund der langsamen Verdauung ebenso ungeeignet, da Obst und Gemüse viel länger im Verdauungstrakt liegen als z. B. beim Bewegungsnaturell, was dementsprechend starke Blähungen und Gärungsprozesse zur Folge hätte. Durch ihren stabilen Körperbau können sie somit am besten für eine bestimmte Zeit komplett auf feste Nahrung verzichten. Die ideale typgerechte Fastenform für das Ernährungsnaturell ist daher das Saft-Fasten.

Welche Fastenform ist für Sie typgerecht?

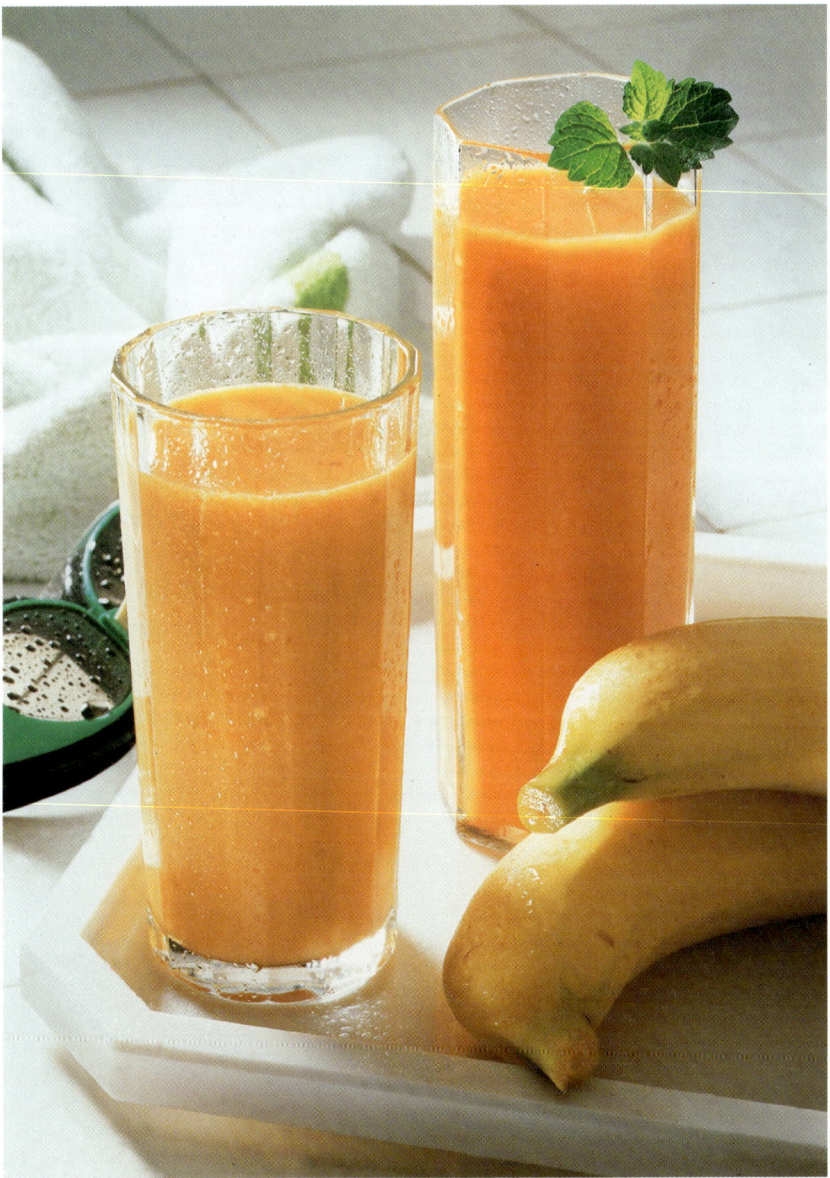

Leckere frisch gepresste Säfte: Beim Saft-Fasten fühlen sich Ernährungsnaturelle so richtig wohl!

Die Konstitutionstypen

Obwohl Ernährungsnaturelle zunächst einen langen Anlauf zum Fasten brauchen, sind sie dann, beflügelt durch die Gewichtsabnahme und die neue Vitalität, von Fastentag zu Fastentag immer motivierter. Nicht selten erleben wir, dass Ernährungsnaturelle bis zu 3 Wochen ohne Probleme fasten und sich pudelwohl fühlen. Sie nehmen meist bis zu 6 kg in einer Woche durch das Saft-Fasten ab und weisen von allen Naturellen die höchste Gewichtsabnahme auf. Grundsätzlich sollten sie in der Fastenzeit die Ausscheidungsorgane noch stärker unterstützen als die anderen Naturelle. Nach der Fastenzeit fühlen sie sich vital und leistungsfähig, und die zuvor verspürte Trägheit und Lethargie ist nicht mehr vorhanden.

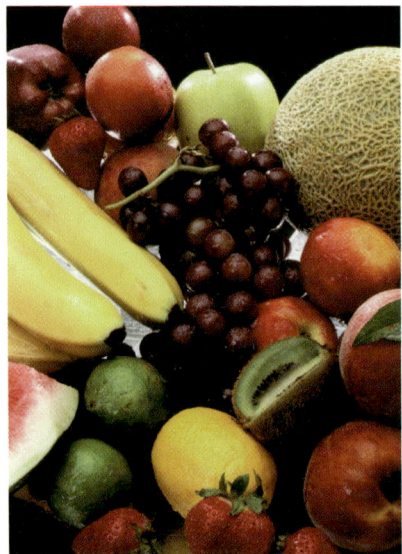

Sonnengereifte Früchte sind in der Regel gut verträglich.

> **Hinweis**
>
> **Früchte-Fasten in südlichen Gefilden auch für Ernährungsnaturelle**
>
> Das Früchte-Fasten wird in südlichen, wärmeren Ländern auch vom Empfindungs- und Ernährungsnaturell gut vertragen. Dies hängt wesentlich mit dem wärmeren Klima und den sonnengereiften Früchten zusammen.

Wenn Sie gesundheitliche Probleme haben

Für Menschen mit chronischen Erkrankungen (Allergien, Rheuma, Darm- oder Krebserkrankungen, Herz- und Kreislauferkrankungen, Diabetes Typ 2 etc.), nach längerer Medikamenteneinnahme und für ältere Menschen ist – unabhängig von ihrem Naturell – das schonende Suppen-Fasten am besten geeignet, da bei diesen Gruppen das Immunsystem Darm meist geschwächt oder gereizt ist. Hier wirken die wärmenden Suppen harmonisierend und ausgleichend auf jedes Naturell.

Bei chronischen gesundheitlichen Beschwerden sollten Sie jedoch das Fasten grundsätzlich in einem Fastenzentrum oder in einer Fastenklinik unter qualifizierter und erfahrener Leitung durchführen. Zu Hause fasten dürfen nur gesunde Menschen. Wenn Sie sich nicht sicher sind oder sich in ärztlicher bzw. therapeutischer Behandlung befinden, fragen Sie zunächst Ihre Ärztin bzw. Ihren Therapeuten um Rat. Schwangere, Stillende, psychisch labile und magersüchtige Menschen sollten grundsätzlich nicht fasten. Ebenso Menschen mit einer Überfunktion der Schilddrüse, Krebserkrankungen im fortgeschrittenen Stadium, Tuberkulose und Kinder.

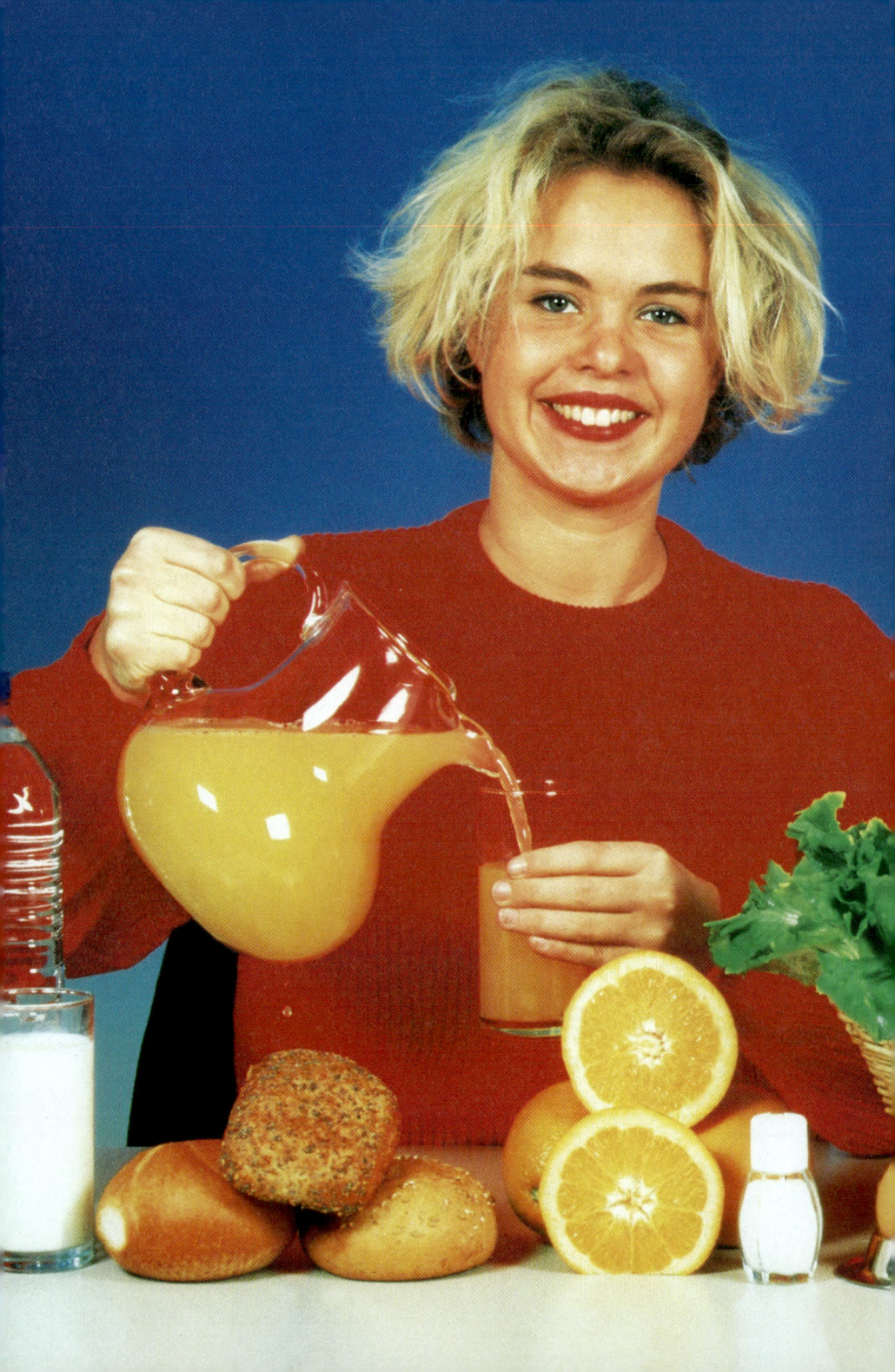

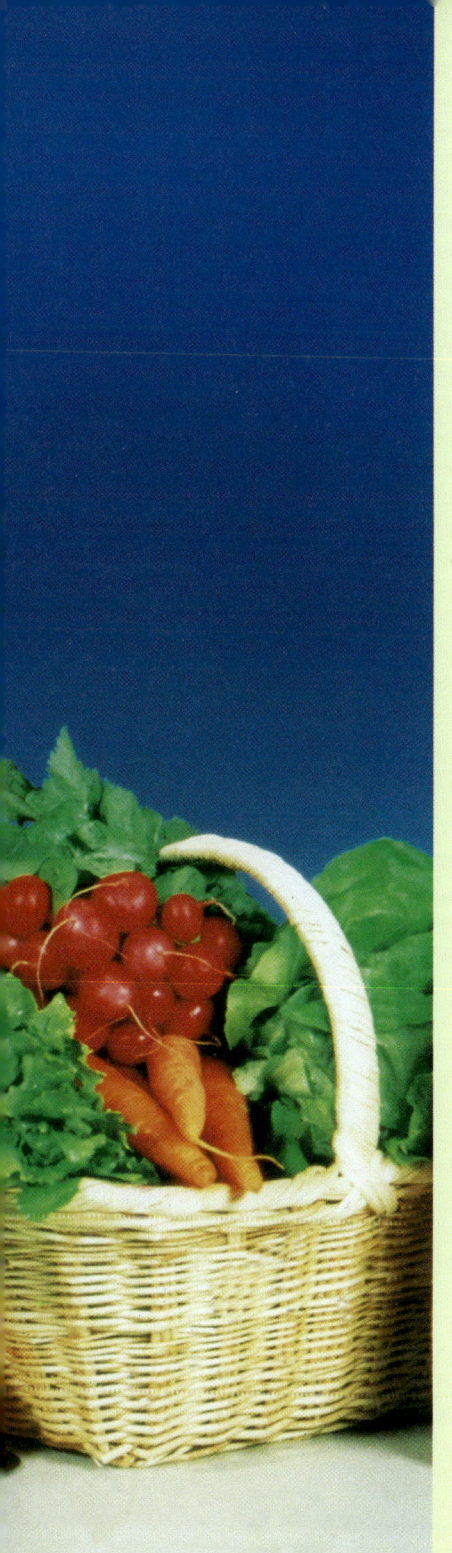

Das typgerechte Fastenprogramm für 1 Woche

Sie kennen nun Ihr Naturell und Ihre typgerechte Fastenform, Sie sind gesund – und Sie haben sich zum Fasten entschlossen. Nun kann es losgehen. Lesen Sie zunächst das gesamte Kapitel durch, um sich vor Beginn der Fastenwoche alles Notwendige zu besorgen.

Die Vorbereitungen

Um die positiven Wirkungen des typgerechten Fastens, wie Fitness, Vitalität und Power, voll zu erleben, wäre es am besten, wenn Sie sich in dieser Woche viel Ruhe und Zeit nehmen können, evtl. sogar eine Urlaubswoche. Fasten und Terminstress passen nicht zusammen. Ebenso ungünstig ist es, wenn Sie in dieser Woche jemand versorgen oder vielleicht sogar für jemand kochen müssen. Körper, Geist und Seele sollen abschalten und in Ruhe entgiften können. Ist Ihnen das zu Hause nicht möglich, so empfehlen wir Ihnen, abseits von Alltag, Stress und Konsum in einer Gruppe mit Gleichgesinnten in persönlicher Atmosphäre und unter kompetenter Anleitung zu fasten.

Das Fasten ist zu Hause etwas schwerer, da Sie in Ihrer gewohnten Umgebung an Ihre Ess- und Trinkgewohnheiten erinnert werden und somit einigen Versuchungen ausgesetzt sind. Wenn Sie das erste Mal fasten, lassen Sie sich nicht von den Kommentaren unwissender Nachbarn und Bekannter verunsichern (»Nimm doch wenigstens ein Stück … das kann doch nicht schaden«, »Du wirst noch verhungern, wenn du so weiter fastest.«) Mit dem festen Willen ist aber eine typgerechte Fastenwoche auch zu Hause kein Problem.

Das typgerechte Fastenprogramm umfasst insgesamt 10 Tage:

- 3 Entlastungstage
- 5 Fastentage
- 2 Aufbautage

Sie können auch länger fasten, dadurch erhöht sich jedoch die Anzahl der Aufbautage (siehe S. 73).

Checkliste

Was benötige ich für die Fastenwoche?
- reifes Obst und Gemüsefrüchte der Saison, Menge je nach Fastenform (möglichst aus biologischem Anbau)
- Wasser (möglichst ohne Kohlensäure) und Tee, möglichst Kräutertee
- Einlaufgerät (Irrigator)
- Bittersalz zum Abführen
- Wärmflasche für den Leberwickel
- Körperbürste für das Trockenbürsten
- Brottrunk für die Darmsanierung
- grüne Tonerde zum Binden der Gifte im Darm
- Chlorella-Algen-Tabletten zum Entgiften von Schwermetallen und Umweltgiften
- Kassetten mit Entspannungsmusik und -verfahren
- Entsäuerungsbad

(Bezugsadressen siehe Anhang)

Die typgerechten Entlastungstage

Die Fastenwoche wird durch 3 Entlastungstage eingeleitet. Der Körper lernt dadurch die Umstellung auf die »innere Ernährung« einfacher und schneller. Bitte nehmen Sie auch mindestens 3 Tage vor Fastenbeginn Abschied von den so genannten Genussgiften Rauchen, Kaffee und Alkohol. Essen Sie an diesen Tagen keine belastenden tierischen Produkte wie Fleisch, Milch, Käse, Fisch, Geflügel, auch keine Süßigkeiten. Die Darmreinigung wird durch die ballaststoffreiche Ernährung aus Obst, Gemüse, Kartoffeln, Salaten und Getreide eingeleitet.

Während der Entlastungstage sollten Sie die Essensmenge verringern, sodass Sie nur noch kleinere Mahlzeiten essen. Der möglichen Darmträgheit von Ernährungsnaturellen kann durch die zusätzliche Gabe von 2–3 Backpflaumen begegnet werden.

Das typgerechte Fastenprogramm für 1 Woche

Auch die Entlastungstage sind typgerecht aufgebaut (siehe S. 57). Am 3. Entlastungstag essen Sie morgens das Gleiche wie an den anderen beiden Tagen. Mittags gibt es dann zur Vorbereitung auf das Glaubern bei allen 3 Fastenformen eine basische, leicht verdauliche Gemüsesuppe (Rezept siehe S. 91).

Abführen mit Bittersalz

Am Nachmittag des 3. Entlastungstages führen wir einmalig mit einem Bittersalz ab (z. B. F.X. Mayr Passagesalz, in Apotheken erhältlich). Dieses Salz bewirkt auf milde Weise eine oder mehrere Stuhlentleerungen. Durch die abführende Maßnahme wird der Dünndarm gereinigt, was durch die Einläufe nicht möglich ist. Ein relativ geleerter Darm ist als Vorbereitung und als Einstieg für das Fasten sehr wichtig. Falls Sie Magen-Darm-Probleme haben, können Sie auf die Einnahme von Bittersalz verzichten.

Die Dosierung erfolgt je nach Konstitutionstyp:

- Empfindungsnaturell:
  2–3 TL/1 Glas Wasser
- Bewegungsnaturell:
  3–4 TL/1 Glas Wasser
- Ernährungsnaturell:
  4–5 TL/1 Glas Wasser

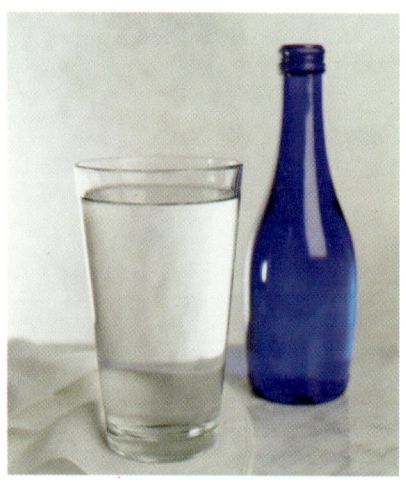
Mildes Abführen mit Bittersalz und viel Wasser.

Trinken Sie nochmals 1/2 Liter Wasser zusätzlich hinterher. Ohne die genaue Durchführung der Entlastungstage (siehe S. 57) verliert das Bittersalz oftmals seine gewohnte Wirkung, es bringt nur etwas Flüssigkeit zum Vorschein, oder es erfolgt überhaupt keine Darmreaktion.

Sollte Bittersalz nicht die gewünschte Wirkung erzielen, können Sie zusätzlich 1–2 Gläser Sauerkrautsaft verdünnt mit Wasser trinken. Oder Sie starten direkt mit einem Einlauf.

3 typgerechte Entlastungstage – Übersicht

1. und 2. Tag	Empfindungs-naturell	Bewegungs-naturell	Ernährungs-naturell
Morgens	Hafercremesuppe* pikant oder süß mit Zimt und Honig	verschiedenes Obst nach Hungergefühl; frisch gepresste Gemüse- und Obstsäfte	frisch gepresste Gemüse- und Obstsäfte, mit Wasser verdünnt
Mittags	Pellkartoffeln mit Butter und verschiedene Salate; alternativ: Gemüsesuppe* mit Mischbrot	Salate, Keimlinge, milchsaures Gemüse (z. B. Sauerkraut oder milchsauer eingelegtes Gemüse); Vollwertbrot oder Bio-Mischbrot; Pellkartoffeln	Pellkartoffeln mit Butter und verschiedene Salate
Abends	Pellkartoffeln und gedünstetes Gemüse mit einem Schuss Sahne	Pellkartoffeln und gedünstetes Gemüse	Pellkartoffeln und gedünstetes Gemüse
Zwischenmahlzeit	1 Banane oder 1 Vollwertriegel	1 Apfel, Birne oder Banane	–
3. Entlastungstag			
Morgens	Hafercremesuppe* pikant oder süß	verschiedenes Obst	frisch gepresste Gemüse- und Obstsäfte, mit Wasser verdünnt
Mittags	Gemüsesuppe*	Gemüsesuppe*	Gemüsesuppe*
Nachmittags	Abführen mit F.X. Mayr Passagesalz: 2–3 TL Salz auf 1 Glas Wasser	Abführen mit F.X. Mayr Passagesalz: 3–4 TL Salz auf 1 Glas Wasser	Abführen mit F.X. Mayr Passagesalz: 4–5 TL Salz auf 1 Glas Wasser

* siehe Rezepte ab S. 85

■ Das typgerechte Fastenprogramm für 1 Woche ■

Der tägliche Fastenplan

> **Hinweis**
>
> **Viel trinken!**
> Für alle 3 Fastenarten ist es wichtig, dass Sie den ganzen Tag über viel trinken, d. h. circa 3 Liter Wasser und Tee.

Beim Fasten ist ein geregelter Tagesplan sehr wichtig, d. h. gleiche Zeiten für Aktivitäten, Essen und Ruhephasen. Sie sollten alles mit viel Ruhe und Zeit angehen und die einzelnen Tätigkeiten regelmäßig durchführen sowie die angegebenen Nahrungsergänzungsmittel regelmäßig einnehmen, da diese aufeinander abgestimmt sind und sich in der Praxis bestens bewährt haben. Alle aufgeführten Punkte in den jeweiligen Fastenplänen finden Sie im folgenden Kapitel ausführlich beschrieben.

Die Rezepte zu den verschiedenen Fastenformen entnehmen Sie bitte dem Rezeptteil ab S. 85.

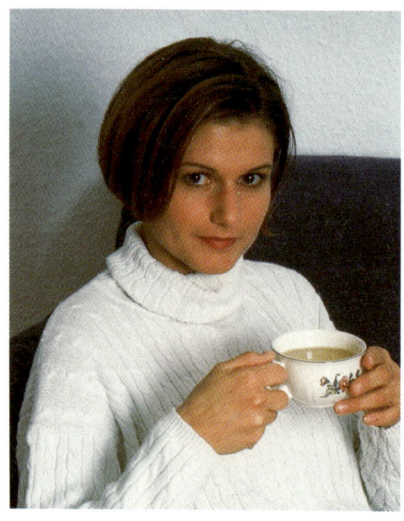

Entspannen Sie mit heißem Tee.

Der tägliche Fastenplan für das Saft-Fasten: 1.-5. Tag

Morgens	- Morgengymnastik am offenen Fenster - Einlauf (ca. 15 Min.), am besten 2 Einläufe hintereinander - Trockenbürsten (ca. 3 Min.) vor dem Duschen, Wechseldusche - Morgentee, Wasser - Grüne Tonerde (bindet Giftstoffe im Darm): 1 TL Tonerde auf 1 Glas Wasser - Brottrunk (sorgt für einen gesunden Darm): 1/2 Glas Brottrunk, verdünnt mit Wasser
Vormittags	- viel Bewegung: 2–3 Stunden Wandern oder Radfahren, dabei stündliche Trinkpausen nicht vergessen (Thermosflasche mitnehmen, einige Zitronenscheiben zum Auslutschen)
Mittags	- frische Obst- und Gemüsesäfte*: 1 Glas purer Saft, verdünnt mit Wasser im Verhältnis 2:5; langsam trinken und gut einspeicheln
Nachmittags	- Leberwickel (ca. 20 Min.) - Mittagsschlaf - Zeit nehmen für sich selbst, z. B. zum Lesen - zusätzlich möglich: Sauna, Schwimmbad und Massage (jeweils so oft Sie Lust dazu haben); Colon-Hydro-Therapie (2–3 x pro Woche ist sinnvoll)
Abends	- frische, warme Gemüsebrühe*, ca. 1–2 Teller - Chlorella-Alge (zum Entgiften von Schwermetallen und Umweltgiften): 3 Tabletten mit Wasser einnehmen - Kräutertee, Wasser - Entspannen und Loslassen: Entspannungsverfahren, z. B. Autogenes Training - früh schlafen gehen (ca. 21 Uhr)

* siehe Rezepte ab S. 85

■ Das typgerechte Fastenprogramm für 1 Woche

Der tägliche Fastenplan für das Früchte-Fasten: 1.-5. Tag

Morgens	• Morgengymnastik am offenen Fenster • Einlauf (ca. 15 Min.), am besten 2 Einläufe hintereinander • Trockenbürsten (ca. 3 Min.) vor dem Duschen • Morgentee, Wasser • Grüne Tonerde (bindet Giftstoffe im Darm): 1 TL Tonerde auf 1 Glas Wasser • Brottrunk (sorgt für einen gesunden Darm): 1/2 Glas Brottrunk, verdünnt mit Wasser • Obst*, schmackhaft angerichtet, verzehren
Vormittags	• endlich Bewegung! 3–4 Stunden Wandern, Radfahren, Jogging, Pausen nicht vergessen, Wasserflasche und etwas Obst mitnehmen
Mittags	• frische Obst- und Gemüsesäfte*: 1 Glas purer Saft, verdünnt mit Wasser im Verhältnis 2:5; langsam trinken und gut einspeicheln; • leckere, reife Früchte verzehren; Zeit nehmen zum Essen, langsam und gut kauen
Nachmittags	• Leberwickel (ca. 20 Min.) • Mittagsschlaf • Zeit nehmen für sich selbst, z. B. zum Lesen • zusätzlich möglich: Schwimmbad, Massage (jeweils so oft Sie Lust dazu haben); Colon-Hydro-Therapie (2–3 x pro Woche ist sinnvoll)
Abends	• Gemüsefrüchte mit Avocado-Dip* • Chlorella-Alge (zum Entgiften von Schwermetallen und Umweltgiften): 3 Tabletten mit Wasser einnehmen • Kräutertee, Wasser • Entspannen und Loslassen: Entspannungsverfahren, z. B. Autogenes Training, Muskelentspannung nach Jacobson • früh schlafen gehen (ca. 21 Uhr)

* siehe Rezepte ab S. 85

Der tägliche Fastenplan für das Suppen-Fasten: 1.-5. Tag

Morgens	• Morgengymnastik am offenen Fenster • Einlauf (ca. 15 Min.), am besten 2 Einläufe hintereinander • Trockenbürsten (ca. 3 Min.) vor dem Duschen • Morgentee, z. B. Ingwer- oder Yogitee, Wasser • Grüne Tonerde (bindet Giftstoffe im Darm): 1 TL Tonerde auf 1 Glas Wasser • Brottrunk (sorgt für einen gesunden Darm): 1/2 Glas Brottrunk, verdünnt mit Wasser • Hafercremesuppe* mit Zimt und Honig, 1–2 Teller
Vormittags	• Bewegung an der frischen Luft: für 2–3 Stunden Wandern oder Radfahren, stündliche Trinkpausen (Thermosflasche mit Tee, einige Zitronenscheiben zum Auslutschen mitnehmen)
Mittags	• frische Obst- und Gemüsesäfte*: 1 Glas purer Saft, verdünnt mit Wasser im Verhältnis 2:5; langsam trinken und gut einspeicheln; • köstliche Gemüsesuppe*, ca. 1–2 Teller in Ruhe genießen • Kräutertee und Wasser trinken
Nachmittags	• Leberwickel (20 Min.) • Mittagsschlaf nach Bedarf • Zeit nehmen für sich selbst, z. B. zum Lesen • zusätzlich möglich: Sauna, Schwimmbad und Massage (jeweils so oft Sie Lust dazu haben); Colon-Hydro-Therapie (2–3 x pro Woche ist sinnvoll) • Kräutertee und Wasser trinken
Abends	• leckere Gemüsesuppe*, 1–2 Teller • Chlorella-Alge (zum Entgiften von Schwermetallen und Umweltgiften): 3 Tab. mit Wasser einnehmen • Wärmende Tees, z. B. Ingwertee • Entspannen und Loslassen: Phantasiereisen und Entspannungsverfahren, z. B. Autogenes Training • früh schlafen gehen (ca. 21 Uhr)

* siehe Rezepte ab S. 85

Die Unterstützung der Ausscheidungsorgane

Das Wichtigste in der Fastenzeit ist die gezielte und richtige Unterstützung der Ausscheidungsorgane Darm, Niere, Leber, Lunge und Haut. Aber auch die psychische und seelische Komponente ist wichtig, das Entspannen und Loslassen. Wenn Sie dieses ganzheitliche Entgiftungsprogramm einhalten, werden Sie den Erfolg Ihrer Fastenwoche in Form neu gewonnener Fitness, Vitalität und Lebensfreude schon bald verspüren.

Entgiftung über den Darm

Der Darm ist in der Fastenzeit das wichtigste Entgiftungsorgan. Ausgebreitet hat er eine Fläche von ca. 400 qm und damit die Größe eines Tennisplatzes. Aus diesem Grund kann der Darm weitaus mehr Stoffe entgiften als die Lunge oder die Haut. In der Fastenzeit muss mindestens jeden 2. Tag Stuhlgang vorhanden sein, besser täglich, sonst besteht die Gefahr einer zu langen Giftbelastung im Darm durch Fäulnis- und Gärungsprozesse sowie einer Rückvergiftung vom Darm über das Blut in die Leber. Denn Leber und Galle schicken ausscheidungspflichtige Schlackenstoffe in den Darm, und von dort sollten diese Stoffe über den Stuhl täglich entsorgt werden. Daher sind die folgenden Maßnahmen zur Darmreinigung sinnvoll und notwendig.

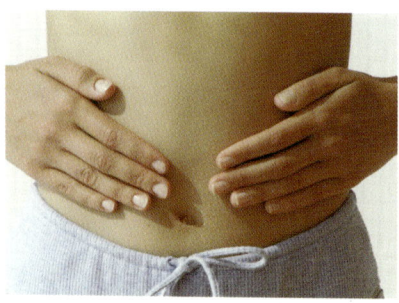

Die Darmreinigung ist während der Fastenzeit besonders wichtig.

● Der Einlauf

Unverzichtbar in der Fastenzeit ist der tägliche morgendliche Einlauf. Hierzu benötigen Sie einen Irrigator (Einlaufgerät, in der Apotheke erhältlich). Empfehlenswert wegen der leichteren Handhabung ist ein Reise-Irrigator, ungeeignet sind Klistiere.

Der Irrigator wird mit ca. 1–1½ Liter lauwarmem Wasser gefüllt und an einem Haken (z. B. Handtuchhaken im Badezimmer) aufgehängt. Durch einen kleinen Hahn kann der Wasserzufluss geöffnet oder geschlossen werden. Lassen Sie zunächst das Wasser durch den Schlauch in das Waschbecken laufen, damit die Luft aus dem Schlauch entweichen kann. Sie legen sich, z. B. auf einem Badehandtuch, entspannt auf die linke Seite oder knien sich in den Vierfüßlerstand und führen das eingefettete Endstück des Schlauches anal ein (ähnlich wie ein Fieberthermometer). Nachdem das Wasser in den Enddarm gelaufen ist (ca. ¼–½ Liter pro Einlauf), drehen Sie den Irrigator zu, ziehen ihn heraus und legen sich auf den Rücken; versuchen Sie, möglichst lange das Wasser im Darm zu halten, während Sie sich den Bauch sanft massieren. Danach sollten Sie schnell eine Toilette aufsuchen und sich entleeren. Wegen der besseren Entleerung empfehlen wir, 2 Einläufe direkt hintereinander zu machen.

Tipp

Einlauf als Universalmittel

Außer beim Fasten eignet sich der Einlauf auch sehr gut, wenn Sie unter einem grippalen Infekt, Fieber oder Kopfschmerzen leiden.

● Colon-Hydro-Therapie

Es gibt kein besseres Verfahren, den gesamten Dickdarm zu reinigen, als die Colon-Hydro-Therapie (Darmbad). Idealerweise wird diese während des Fastens gemacht, da der Darm dann relativ leer ist. Unser Immunsystem, dessen Zellen sich zu ca. 80 Prozent im Darm befinden, kann sich optimal regenerieren und stabilisieren, wenn der Darm von alten Schlacken und Kotsteinen befreit ist.

Zitat einer Fastenden

»Die Colon-Hydro-Therapie ist für mich das Größte, ich fühle mich danach leicht wie ein Vogel.«

Die Colon-Hydro-Therapie ist eine Erweiterung des Einlaufs und ideal in der Fastenzeit. Warmes gefiltertes Wasser wird dabei durch den gesamten Dickdarm gespült. Ein Therapeut massiert während der Behandlung den Bauch und kann damit gezielt alte Schlacken lösen, die zum Teil seit Jahrzehnten festsitzen. Dazu gehören alte verkrustete Kotsteine, abgestorbene Zellbestandteile, Fäulniskeime und Bakteriengifte sowie Darmpilze. Während der Einlauf nur den Enddarm reinigt, ist die Darmspülung in der Lage, den gesamten Dickdarm zu reinigen. Die Darmspülung ist vollkommen schmerzlos und ohne jede Geruchsbelästigung (nicht zu verwechseln mit der Darmspiegelung!). Wir empfehlen für eine gründliche und effektive Darmreinigung, die Colon-Hydro-Therapie während der Fastenzeit von einem erfahrenen Therapeuten 2–3 x pro Woche, bei chronischen Beschwerden auch täglich, durchführen zu lassen. Der Darm und der gesamte Stoffwechsel beginnen danach »neu zu atmen«. Eine Liste der Colon-Hydro-Therapeuten in Ihrer Nähe erhalten Sie beim IGG (Adresse im Anhang).

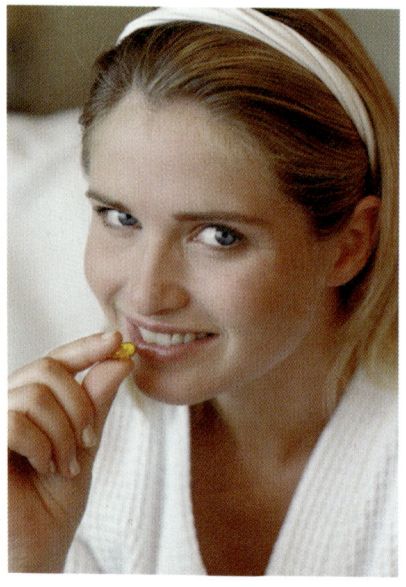

Chlorella-Alge-Tabletten fördern zusätzlich die Entgiftung.

● **Chlorella-Alge**

Die Chlorella-Alge ist die weltweit chlorophyllhaltigste Pflanze; sie enthält z. B. wesentlich mehr Chlorophyll als die Spirulina-Alge. Darüber hinaus enthält sie viele Vitamine, Mineralien, Spurenelemente und Aminosäuren. Die Mikroalgen-Zellwand besitzt die einzigartige Eigenschaft, Umweltgifte wie Pestizide, Insektizide, Blei, Kadmium sowie Schwermetalle wie Palladium, Zinn, Nickel und Quecksilber, die meistens aus Amalgam (!) und anderen Dentallegierungen freigesetzt werden, zu binden und diese auf natürlichem Wege auszuscheiden. Diese

Die Unterstützung der Ausscheidungsorgane

Stoffe sitzen abgelagert fest im Bindegewebe, und ihre Ausscheidung ist für den Stoffwechsel äußerst schwierig. Ihre Ausleitung kann jedoch durch die Kombination von Fasten und Binden der Schwermetalle und Umweltgifte durch die Chlorella-Alge erfolgreich durchgeführt werden.

Die Chlorella-Alge-Tabletten werden mittlerweile von vielen naturheilkundlichen Ärztinnen und Zahnärzten sowie Heilpraktikerinnen u. a. zur Amalgam-Ausleitung eingesetzt. Auch nach der Fastenzeit kann die Chlorella-Alge zur weiteren Entgiftung eingenommen werden.

● Grüne Tonerde

Die grüne Tonerde wird sonnengetrocknet, naturbelassen und ohne Konservierungsstoffe hergestellt. Sie ist in der Lage, Gärungs- und Fäulnisgifte im Darm, die besonders in der Fastenzeit auftreten, optimal zu binden. Gleichzeitig bewirkt die grüne Mineralerde durch ihre feinen Körnchen eine sanfte Massage des Darms. Die Giftstoffe werden auf diese Weise schneller aus dem Körper hinausbefördert. Die grüne Erde führt dem Körper zusätzlich viele wichtige Mineralien und Nährstoffe zu. Während der Fastenzeit sollten sie morgens 1 Teelöffel grüne Tonerde mit einem Glas Wasser einnehmen.

● Brottrunk

Brottrunk ist ein milchsaures Gärgetränk, das aus einem biologischen Vollkornbrot gewonnen wird. Grundlage des Brottrunks ist also ein Vollkorn-Sauerteigbrot, das aus biologisch angebautem Getreide gebacken wird. Das Brot wird anschließend mit Quellwasser versetzt und monatelangen Gärungsprozessen unterworfen. Durch diese Gärungsreaktion entstehen völlig neue, gesunde Brotgetreidebakterien, Milchsäure und Enzyme. Wenn der Gärprozess beendet ist, wird der Brottrunk abgezogen, gefiltert und in Flaschen abgefüllt.

Während der gesamten Fastenzeit sollte der Aufbau der gesunden Darmflora durch Brottrunk unterstützt werden. Brottrunk enthält eine hohe Anzahl an gesunden Milchsäurebakterien, Milchsäure, Brotgetreidesäure und wertvolle Vitamine, Mineralien, Spurenelemente und Enzyme. Die biologisch aktive Milchsäure ruft ein leicht saures und damit gesundes

■ **Das typgerechte Fastenprogramm für 1 Woche**

Darmmilieu hervor und unterstützt dadurch die gesunden Milchsäurebakterien in ihrem Wachstum. Brottrunk ist somit ein optimales Lebensmittel zur Darmsanierung. Er fördert zudem in der Fastenzeit die Ausscheidung von Schlackenstoffen über den Darm und steigert so die Verdauungsleistung.

In der Fastenzeit sollten Sie 1 x täglich ½ Glas mit Wasser oder naturtrübem Apfelsaft verdünnt oder 3 x täglich 100 ml Brottrunk pur oder verdünnt mit Wasser oder Apfelsaft trinken. Zur Stabilisierung des Darmmilieus empfehle ich Brottrunk auch für die Zeit nach dem Fasten. Dann reicht täglich ein kleines Glas (100 ml) zu den Mahlzeiten. Den Brottrunk gibt es unter der Bezeichnung Kanne Brottrunk in Reformhäusern, Drogerien oder Naturkostläden.

Entgiftung über die Leber

Der Leberstoffwechsel nimmt in der Fastenzeit eine zentrale Rolle ein. Da normalerweise alle Stoffe aus dem Darm zuerst die Leber passieren müssen und die Leber alle fettlöslichen Stoffe in den Darm zur endgültigen Ausscheidung abgibt, ist die Darmentgiftung eng mit der Leberentgiftung verknüpft.

● **Der Leberwickel**

Die Entgiftung der Leber wird hervorragend durch den Leberwickel am Nachmittag unterstützt. Wickeln Sie eine heiße Wärmflasche in ein feuchtes Handtuch und legen Sie dieses auf Ihre Leber, an die rechte Seite unter dem letzten Rippenbogen. Darüber decken Sie noch ein trockenes Handtuch. Mit dem Leberwickel legen Sie sich am besten für 20 Minuten zum Ruhen ins Bett. Genießen Sie die angenehme und entspannende Wirkung. Viele Fastende schlafen dabei auch ein und halten ihren Mittagsschlaf.

Entgiftung über die Niere

Neben der Leber übernimmt die Niere eine wichtige Aufgabe beim Fasten. Im Fastenstoffwechsel baut die Niere zur Energieversorgung des Körpers Zucker aus Eiweiß (Aminosäuren) auf. Dies ist einer der Gründe, warum Sie sich in der Fastenzeit vital und voller Energie fühlen. Zudem entgiftet die Niere in der Fastenzeit alle wasserlöslichen Stoffe. Trinken Sie deshalb mindestens 3 Liter Tee oder Wasser pro Fastentag. So werden die anfallenden Stoffwechselsäuren besser ausgeschieden. Wir empfehlen Wasser ohne Kohlensäure und verschiedene Kräuterteesorten, z. B. Pfefferminz-, Kamillen-, Fenchel-, Yogi- oder Ingwertee, je nach Geschmack. Morgens und mittags können Sie zusätzlich Grünen Tee trinken (jedoch keinen Kaffee oder Schwarzen Tee).

Entgiftung über die Haut

Auch über unser großes Organ Haut werden während der Fastenzeit vermehrt Schlackenstoffe ausgeschieden. Benutzen Sie während der Fastenzeit möglichst keine Cremes, Schminke oder Puder, da diese die Poren verstopfen und so die Ausscheidung über die Haut behindern.

● Einreibungen/Bäder

Wenn Sie den Hautstoffwechsel bei der Entgiftung zusätzlich unterstützen wollen, sind Ganzkörpereinreibungen mit Brottrunk sehr empfehlenswert. Tragen Sie den Brottrunk dazu morgens mit einem Waschlappen pur auf die Haut auf und lassen Sie ihn einwirken – nicht abduschen. Somit können die wertvollen Vitamine und Brottrunk-Enzyme über die Haut in den Körper einziehen. Die Haut wird frisch und straff.

Ebenso sind basische Entsäuerungsbäder geeignet. Hierzu geben sie 3–4 Esslöffel eines basischen Salzes in das Badewasser und entspannen darin ca. 15–20 Minuten. So wird der Hautstoffwechsel bei der Entgiftung optimal unterstützt und die Haut sehr schön gereinigt.

Das typgerechte Fastenprogramm für 1 Woche

● Trockenbürsten

Das Trockenbürsten führen Sie vor dem Duschen durch. Sie benötigen dazu eine Körperbürste, am besten mit einem langen Stiel. Es wird immer zum Herzen hin mit mittelstarkem Druck gebürstet, wobei Sie eine bestimmte Reihenfolge beachten sollten: zunächst das rechte Bein (Außenseite, dann Innenseite), dann das linke Bein, den rechten Arm (Außenseite, dann Innenseite), den linken Arm, abschließend Bauch und Rücken. Sie werden überrascht sein, wie frisch Sie sich allein durch das Trockenbürsten fühlen. Es steigert die Durchblutung, besonders der Haut, und sorgt dafür, dass diese weiterhin elastisch bleibt. Zudem wird der Kreislauf stabilisiert und der Stoffwechsel aktiviert.

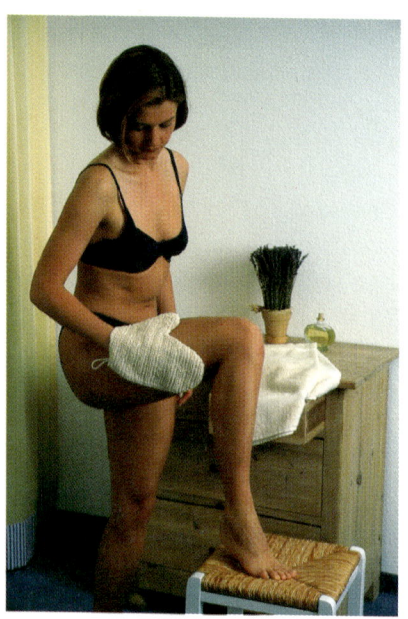

Trockenbürsten steigert die Durchblutung und regt den Stoffwechsel an.

Das Trockenbürsten kann auch nach der Fastenzeit weiter durchgeführt werden. Besonders Ernährungsnaturelle können durch das Trockenbürsten ihren trägen Stoffwechsel zusätzlich anregen. Bei Empfindungsnaturellen sorgt das Trockenbürsten für einen ausgeglichenen und stabileren Kreislauf.

● Sauna

Ein Saunatag dient einerseits wunderbar der Entspannung, zum anderen werden durch das passive Schwitzen über die Haut Schlackenstoffe frei. Wir empfehlen die Sauna während der Fastenzeit mindestens 1–2 x pro Woche. Außerdem tut die Wärme besonders den Empfindungs- und Ernährungsnaturellen gut, die schnell zum Frieren neigen.

Die Unterstützung der Ausscheidungsorgane

- **Massagen**

Das Fasten kann durch verschiedene Massagen wie Fußreflexzonen- oder Ganzkörper-Entschlackungsmassagen unterstützt werden. Massagen sind nicht nur angenehm und entspannend, sondern unterstützen den Körper auch bei der Entgiftung. Erfahrene Masseurinnen und Masseure erkennen und ertasten die Schlacken in der Haut und im Bindegewebe in Form von Verklebungen, Verdickungen oder Verhärtungen. Mit zunehmender Fastenzeit werden Sie spüren, wie Ihre Haut zarter und straffer wird.

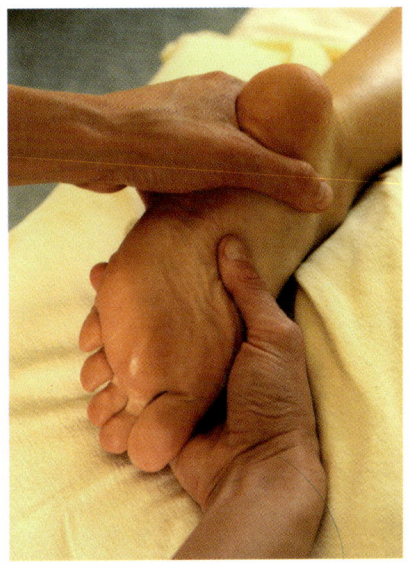

Fußreflexzonenmassage unterstützt den Körper bei der Entgiftung.

Entgiftung über die Lunge

Beginnen Sie den Morgen mit einer kleinen Gymnastik bei geöffnetem Fenster, z. B. mit Armkreisen, auf der Stelle laufen etc. Kreislauf und Stoffwechsel kommen so richtig in Schwung, und über die Lungen wird eine bessere Abatmung von Kohlensäure ermöglicht.

- **Viel Bewegung**

Unerlässlich für das optimale Gelingen der Fastenwoche ist die regelmäßige, tägliche Bewegung, z. B. Wandern, Radfahren oder Walking, damit die Durchblutung des Körpers gesteigert und der Kreislauf angeregt wird. 2–3 Stunden Bewegung pro Tag an der frischen Luft sind ein absolutes Muss für alle Naturelle und Voraussetzung dafür, dass die typgerechte Entgiftung optimal wirken kann.

Das typgerechte Fastenprogramm für 1 Woche

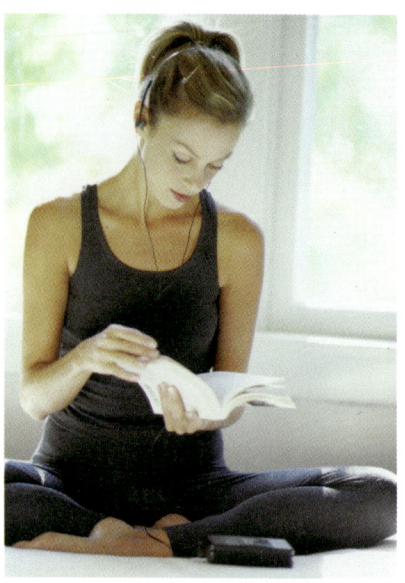

Schaffen Sie sich Ihre Entspannungsoasen.

Entgiftung der Seele

Heutzutage klagen die meisten Menschen über Stress und hetzen dabei von Termin zu Termin. Zum Durchatmen und Entspannen fehlt ihnen meistens die Zeit. Aber genau das ist in der Fastenzeit sehr wichtig, d. h., Sie sollten nicht nur körperlich entgiften und entschlacken, sondern einfach einmal »die Seele baumeln lassen«. Die Zeit des Fastens ist immer auch eine Zeit der Besinnung, also weg von der täglichen Reizüberflutung. Vermeiden Sie in der Fastenwoche daher z. B. das Fernsehen. Tägliche Ruhephasen und Entspannungszeiten sind notwendig für den Erfolg des Fastens. Die Fastenperiode sollte immer ohne Stress und mit viel Zeit und Muße ablaufen.

> **Empfehlung**
>
> **Entspannen Sie sich bei einer Massage**
> Zusätzlich zu den Entspannungsverfahren sollten Sie sich 1–2 x wöchentlich eine wohltuende Massage gönnen (siehe S. 69).

Ideal für diese Zeit sind Entspannungsverfahren wie z. B. Autogenes Training oder Progressive Muskelentspannung nach Jacobson. Diese ermöglichen Ihnen, sich einfach aus dem Alltag auszuklinken, abzuschalten und sich nur auf sich selbst zu konzentrieren. Bei regelmäßigem Training werden Sie erleben, dass Sie von Mal zu Mal ruhiger und ausgeglichener werden und immer mehr loslassen können.

Wenn Sie keine Erfahrung mit Entspannungsverfahren haben, besorgen Sie sich als Einstieg am besten eine Entspannungs-CD. Lassen Sie den Abend ausklingen mit einem ausgleichenden, harmonisierenden Entspannungsverfahren. Entspannungsmusik wirkt zusätzlich sehr beruhigend und ausgleichend. Sie werden staunen, wie entspannt und gelöst Sie einschlafen und täglich mehr zu Ihrer inneren Balance finden. Das Entspannungsverfahren sollten Sie auch nach der Fastenzeit regelmäßig weiter durchführen.

Die ganzheitliche Entgiftung für alle 3 Fastenformen

Darm
- Einlauf
- Colon-Hydro-Therapie
- Grüne Tonerde
- Brottrunk
- Chlorella-Alge

Niere
- ca. 3 Liter Wasser/Tee
- Säfte

Lunge
- Morgengymnastik
- 2–3 Stunden Bewegung

Leber
- Leberwickel
- Leberentgiftungstee

Haut
- Trockenbürsten
- Sauna
- Einreibungen/Bäder
- Massagen

Seele
- Entspannungsverfahren
- Massage

Beschwerden in der Fastenzeit – was tun?

Beim typgerechten Fasten treten in der Regel keine Beschwerden bzw. Fastenkrisen auf, wenn Sie sich an das Fastenprogramm halten. Falls Sie sehr stark übersäuert sind, z. B. nach langer Medikamenteneinnahme, können im Ausnahmefall Beschwerden auftreten. Diese sind dann als Heilreaktionen zu bewerten und nur von kurzer Dauer.

Kopfschmerzen

Kopfschmerzen deuten grundsätzlich auf viele Giftstoffe hin, die sich im Körper gelöst haben. Diese Giftstoffe müssen aus dem Körper heraus. In diesem Fall sollten Sie mehr trinken (Niere) und nochmals 2–3 Einläufe (Darm) hintereinander machen. Auch warme Fußbäder helfen. Dazu benötigen Sie eine Fußbadewanne oder ein entsprechendes Gefäß, das Sie bis unters Knie mit Wasser füllen. Die Temperatur sollte bei ca. 36–38 °C liegen. Danach gießen Sie Ihre Füße kurz mit kälterem Wasser ab, ca. 12–18 °C.

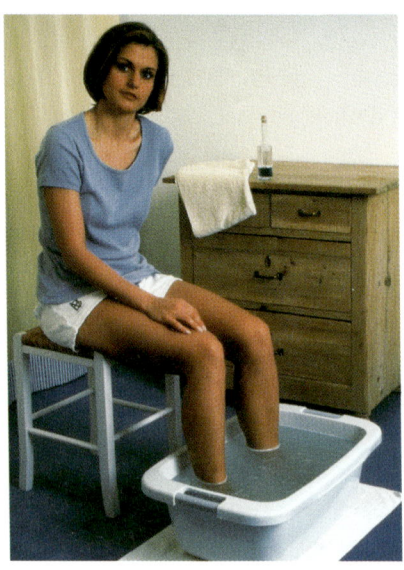

Warme Fußbäder helfen auch bei Kopfschmerzen.

Kreislaufbeschwerden

Hier sind die gleichen Anwendungen angezeigt wie bei den Kopfschmerzen. Zusätzlich können Sie 1 Tasse Tee mit 1 TL Honig und etwas Zitrone nehmen. Auch die Bewegung an der frischen Luft ist hier ganz wichtig! Sollten diese Maßnahmen nicht helfen, können Sie alternativ pflanzliche Kreislauftropfen einnehmen (z. B. Korrodin, in der Apotheke erhältlich).

Magenbeschwerden

Magenbeschwerden entstehen meist, wenn die frisch gepressten Säfte zu schnell getrunken werden. In diesem Fall ist eine Tasse warmer Leinsamenschleim sehr hilfreich: 1 Tasse Wasser mit 1 EL Leinsamen kurz aufkochen und ca. 5 Minuten quellen lassen, abseihen und warm trinken.

Blähungen

Hier sind blähungstreibende Tees zu empfehlen wie Anis-, Fenchel- und Kümmeltee. Zusätzlich können Sie nochmals die grüne Tonerde einnehmen (1 TL auf 1 Glas Wasser).

> **Hinweis**
>
> **Wenn Sie Medikamente einnehmen**
>
> Falls Sie Medikamente einnehmen, sollten Sie die Dosierung bzw. das evtl. allmähliche Absetzen mit Ihrem Arzt oder Ihrer Therapeutin besprechen.

Das typgerechte »Abfasten« und die Aufbautage

Ganz wichtig sind das richtige Beenden der Fastenwoche (das so genannte Abfasten) und der langsame Kostaufbau. In unserem Fastenprogramm wird am 1. Aufbautag mittags abgefastet, d. h., das Ende wird mit dem so genannten Fastenbrechen, jeweils typgerecht, eingeleitet. Die Verdauung und der gesamte Stoffwechsel müssen wieder langsam angeregt werden, um die benötigten Verdauungssäfte zu produzieren. Fangen Sie auf keinen Fall gleich wieder mit dem normalen Essen an!

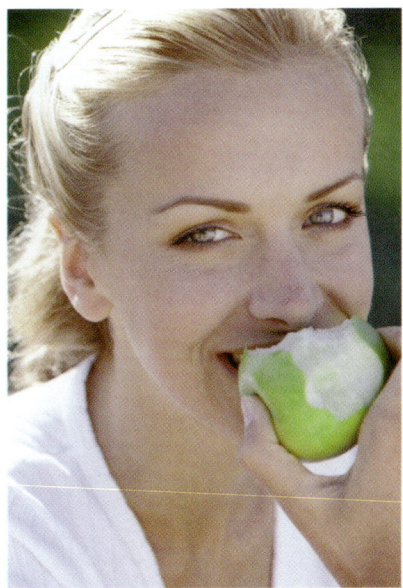

Bitte jeden Bissen sehr gut kauen!

> **Hinweis**
>
> **Wie viele Aufbautage?**
>
> Für eine Fastenwoche reichen normalerweise 2 typgerechte Aufbautage aus. Sollten Sie länger gefastet haben, erhöhen Sie einfach die Anzahl der Aufbautage. Als Regel gilt: pro Fastenwoche 2 Aufbautage.

2 typgerechte Aufbautage – Übersicht

1. Tag	Empfindungs-naturell/ Suppen-Fasten	Bewegungs-naturell/ Früchte-Fasten	Ernährungs-naturell/ Säfte-Fasten
Morgens	Hafercremesuppe*	Obstfrüchte	Kräutertee, Wasser
Mittags	Fastenbrechen: 1 reifer Apfel, jeden Bissen gut kauen	Fastenbrechen: Blattsalate mit geraspelten Karotten; Dressing: 1 EL Öl mit Kräutern	Fastenbrechen: 1 reifer Apfel, jeden Bissen 30 x kauen
Abends	dicke Gemüsesuppe* (nicht püriert)	dicke Gemüsesuppe* (nicht püriert)	dicke Gemüsesuppe* (nicht püriert)
2. Tag			
Morgens	• gekochter Getreidebrei* • 1/2 geriebener Apfel • Mandelmilch* (kurz erwärmt) alles als Müsli mit Zimt und etwas Honig vermischen	• gekochter Getreidebrei* • 1/2 geriebener Apfel und 1 Banane • Mandelmilch* alles als Müsli vermischen	• gekochter Getreidebrei* • 1/2 geriebener Apfel • etwas naturtrüber Apfelsaft alles als Müsli vermischen
Mittags	Gemüsesuppe* (nicht püriert) oder gedünstetes Gemüse mit Pellkartoffeln und etwas Butter	Salat- oder Gemüseteller mit Pellkartoffeln; zusätzlich ist Wurzelgemüse, z.B. Karotten oder Rote Bete, möglich	Salatteller mit Pellkartoffeln; Dressing: 1 EL Öl mit Kräutern und Wasser
Abends	wie mittags	wie mittags	gedünstetes Gemüse mit Pellkartoffeln

* siehe Rezepte ab S. 85

Das typgerechte »Abfasten« und die Aufbautage

Nach der Fastenzeit wird sich bei Ihnen ein natürliches Hunger- und Sättigungsgefühl einstellen, und Sie werden nicht mehr das Bedürfnis haben zu essen, bis der Teller leer ist. Beenden Sie die Mahlzeit, sobald Ihr Hunger gestillt ist. Sie werden sich wundern, mit welch geringen Mengen Sie satt werden.

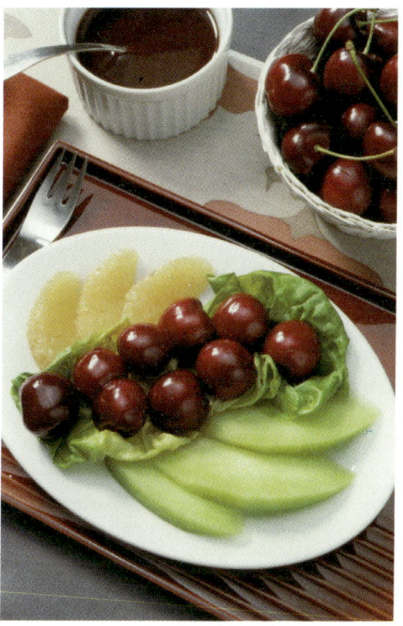

Richten Sie die Speisen nett an. Auch das Auge isst mit!

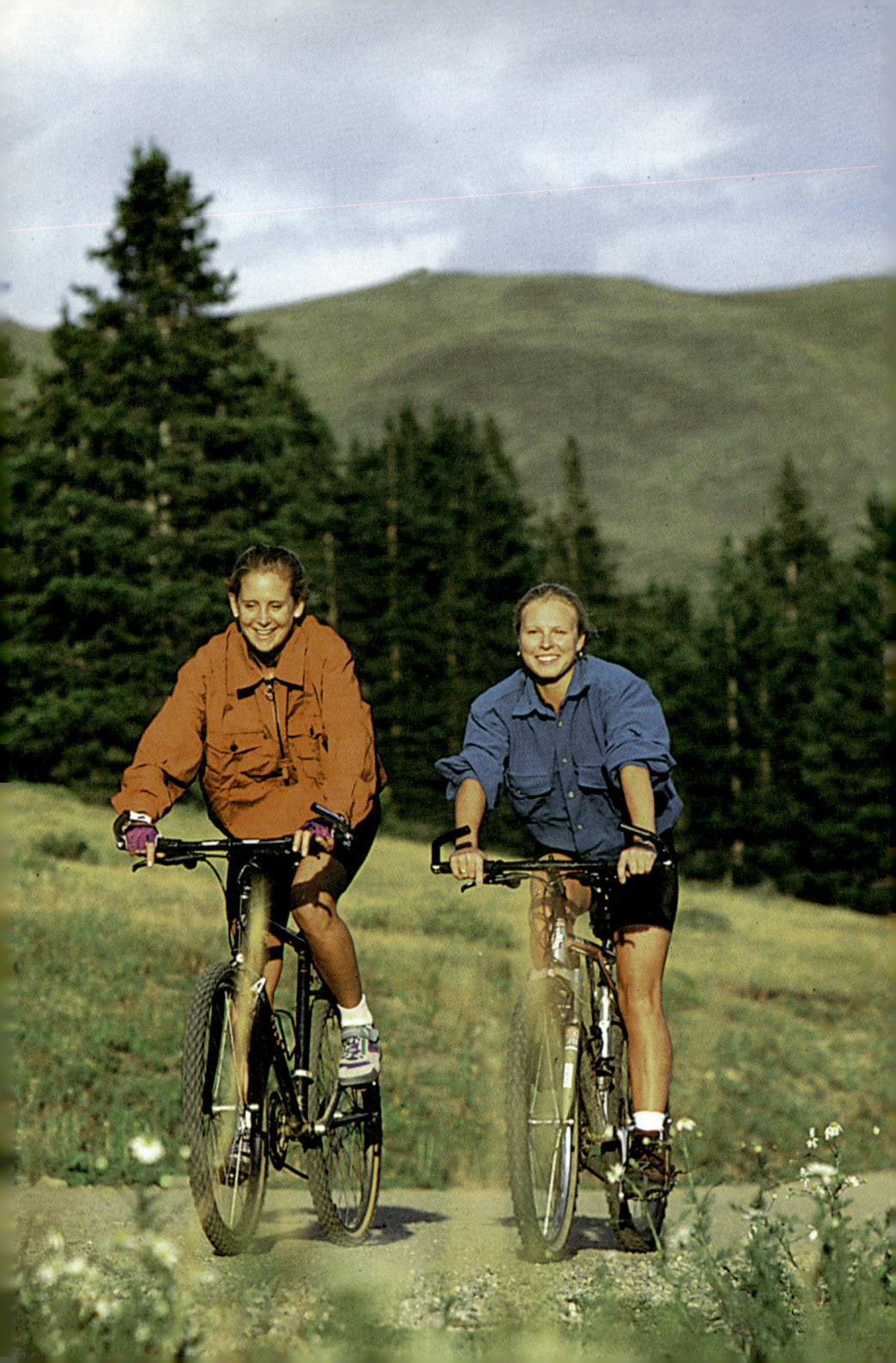

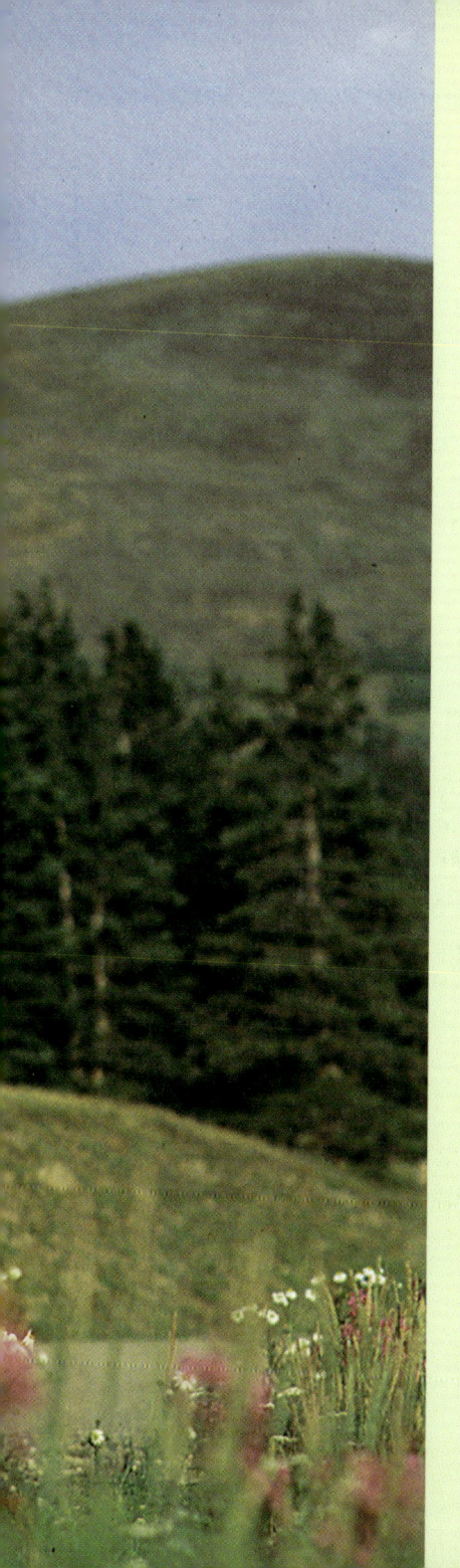

Wie ernähre ich mich nach dem Fasten typgerecht?

Die Fastenzeit dient nicht nur der körperlichen und seelischen Entgiftung und Revitalisierung, sondern ist auch eine Zeit der Besinnung, um mit einigen eingeschlichenen, ungesunden Ernährungsgewohnheiten zu brechen. Viele Fastende nehmen diese Zeit als Einstieg in ein gesünderes und bewussteres Leben.

Stellen Sie Ihre Ernährung um

Vielen Menschen fällt es schwer, auf die geliebten Süßigkeiten, den morgendlichen Kaffee, den Schweinebraten mit Knödel, das Käsebrötchen oder auf das abendliche Bier zu verzichten. In der normalen Ernährung der Durchschnittsbevölkerung machen diese Säure bildenden Lebensmittel ca. 80–90 Prozent des täglichen Speiseplans aus. Wenn Sie nach dem Fasten in dieser Weise weiteressen, ist schon nach kurzer Zeit der entgiftende und entsäuernde Effekt dahin. Müdigkeit und Abgeschlagenheit werden sich wieder einstellen. Wie erhalten Sie sich die neu gewonnene Vitalität und Fitness? Ganz einfach: Stellen Sie langsam Ihre Ernährung um.

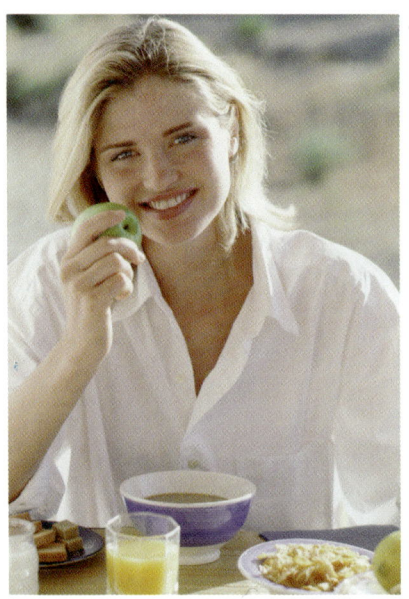

Nutzen Sie das Fasten als Einstieg in eine gesunde Ernährung.

Saure, basische und neutrale Lebensmittel

Unsere Lebensmittel werden in die Kategorien Säure bildend, Basen bildend und neutral eingeteilt. Wie die Bezeichnungen besagen, wirken sich Lebensmittel in unserem Körper Säure bildend und damit negativ oder basisch und damit positiv aus, und es gibt noch die neutralen Lebensmittel, die weder basisch noch Säure bildend wirken. Diese Begriffe sind insofern verwirrend, als z. B. die saure Zitrone nicht Säure bildend, sondern basisch verstoffwechselt wird, eine süße Schokolade dagegen Säure bildend verstoffwechselt wird. Es ist also nicht entscheidend, wie sauer oder wie süß ein Lebensmittel schmeckt, sondern wie es in unserem Körper verstoffwechselt wird.

Säure bildende, Basen bildende und neutrale Lebensmittel

Säure bildende Lebensmittel
- Fleisch, Fisch, Geflügel, Wurst
- Eier, Quark, Käse, Milch, Joghurt in großen Mengen
- Limonaden, Kaffee, Schwarzer Tee, Alkohol
- Fertigprodukte
- raffinierte Fette, z. B. Margarine, Fertigöle
- Zucker, Süßigkeiten, Kuchen etc.

Basen bildende Lebensmittel
- Kartoffeln in allen Variationen
- Gemüse, frisch gepresste Gemüsesäfte, milchsaures Gemüse (z. B. Sauerkraut)
- Gemüsegerichte (auch -suppen), Salate
- Obst im reifen Zustand (roh oder gekocht), frisch gepresste Obstsäfte
- Brottrunk, Fermentgetreide
- Hafer als Haferschleim

Neutrale Lebensmittel
- Butter, Sahne in geringen Mengen
- native, kalt gepresste Öle
- frische Kräuter und Gewürze, Kräutertees, Wasser ohne Kohlensäure
- Reis, Hirse, Weizen, Gerste, Roggen, Dinkel als Brot, Nudeln, Gebäck

Tiereiweißfreie Basenkost

Wir empfehlen nach dem Fasten eine vierwöchige tiereiweißfreie Basenkost, d. h., dass Sie in dieser Zeit keinerlei Säure bildende, sondern nur basische und neutrale Lebensmittel zu sich nehmen. Während dieser Basenkost entgiftet und entschlackt der Körper noch schonend weiter. Der Körper entschlackt sein Bindegewebe ab dem 10. Fastentag sehr effektiv, und mit einer rein basischen Ernährung können Sie nach dem Fasten vor allem Ihr Bindegewebe weiter reinigen.

Wählen Sie aus einer breiten Palette an leckeren Lebensmitteln. So könnten Ihre Mahlzeiten z. B. wie folgt aussehen:

Wie ernähre ich mich nach dem Fasten typgerecht?

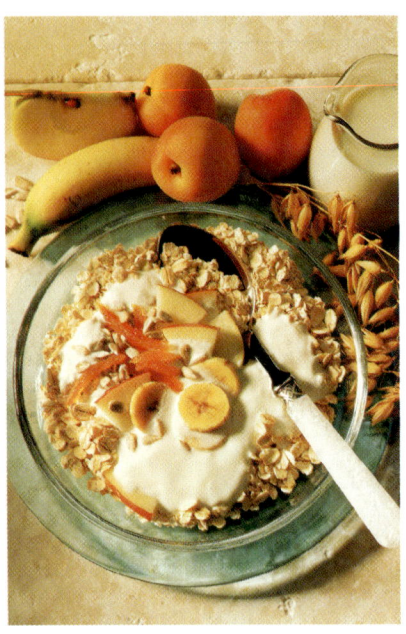

Vitalstoffe können ausgesprochen lecker sein!

- **Morgens:** Haferbrei mit Obst (gekocht) oder Trockenobst, Vollkornbrot mit Butter, Honig, Zuckerrübensirup, ungezuckerte Marmeladen und pflanzliche Aufstriche; dazu Grüner Tee oder Kräutertee, Wasser, Säfte.
- **Mittags:** Pellkartoffeln mit Butter, Nudelgerichte jeder Art, Gemüseteller (gedünstet), Salate oder eine Rohkostplatte.
- **Abends:** Pellkartoffeln mit gedünstetem Gemüse oder Gemüsesuppe (je nach Geschmack mit Brot).
- **Zwischenmahlzeit:** Obst, Vollwertbrot, Vollwertkuchen.

Sahne, saure Sahne, Butter und Crème fraîche bestehen überwiegend aus tierischem Fett und nicht aus tierischem Eiweiß, daher können Sie diese Lebensmittel in geringen Mengen zum Verfeinern von Gerichten verwenden.

Vitalstoffreiche Power-Ernährung

Nun haben Sie bereits 4 Wochen eine tiereiweißfreie Ernährung hinter sich und fühlen sich fit und voller Energie. Sie sind in dieser Zeit sicher auch aufmerksamer geworden, was Basen bildende Lebensmittel sind und welche Lebensmittel Ihren Körper übersäuern. Wenn Sie nun noch zu einer vitalstoffreichen Ernährung übergehen – Vitalstoffe sind Vitamine, Mineralien, Spurenelemente, Enzyme, die sehr gut über Basen bildende Lebensmittel (S. 79) zugeführt werden können – werden Sie staunen, wie Sie dadurch Ihre neue Vitalität erhalten können bzw. noch immer mehr an Power und Fitness zulegen.

Die 70:30-Regel

Grundsätzlich kann ein einziges Lebensmittel den Körper nicht übersäuern. Die Summe aller Säure bildenden Faktoren ist entscheidend über eine saure oder basische Reaktion Ihres Körpers. Die empfohlene tägliche Zufuhr an basischen Lebensmitteln beträgt 70 Prozent und nur maximal 30 Prozent Säure bildende Lebensmittel. So können Sie z. B. an einem Tag ein Stück Kuchen und an einem anderen Tag ein Stück Käse essen, jedoch immer nur im Rahmen der täglichen 70:30-Regel.

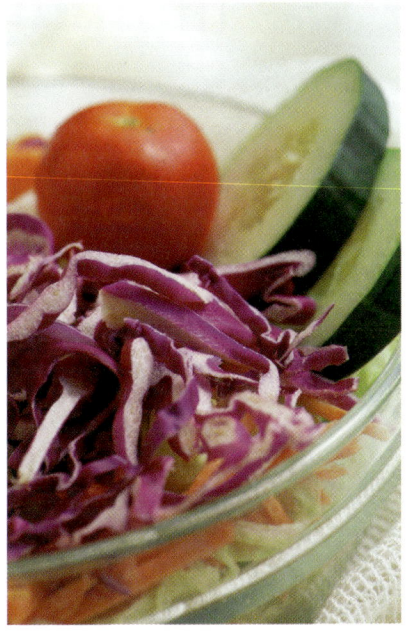

Mit Salaten und Rohkost reinigen Sie Ihr Bindegewebe.

Langfristig empfehlen wir jedoch, grundsätzlich auf die Säure bildenden Lebensmittel zu verzichten und diese nur noch als Ausnahme zu sich zu nehmen. So erreichen Sie ihr absolutes Wohlfühlgewicht und sind auch in der Lage, es langfristig zu halten. Mit jedem Fasten gelingt Ihnen die Ernährungsumstellung besser, Sie fühlen sich vital und leistungsfähig.

Die typgerechte Ernährung

Wenn Sie Ihre Ernährung ganz individuell auf Ihr Naturell abstimmen möchten, empfehlen wir Ihnen zusätzlich die typgerechte Ernährung. Die Basis dafür ist die oben genannte Regel: 30 Prozent Säure bildende und 70 Prozent Basen bildende Lebensmittel pro Tag. Typgerechte Ernährung bedeutet, die Verdauungsleistung des einzelnen Naturells noch zusätzlich zu berücksichtigen.

● **Empfindungsnaturell**

Das Empfindungsnaturell sollte überwiegend gekochte Nahrungsmittel verzehren, da es aufgrund seiner schwachen Verdauungsleistung Rohkost nur schlecht verträgt.

● **Bewegungsnaturell**

Da das Bewegungsnaturell aufgrund seiner starken Verdauungsleistung die Rohkost am besten von allen Naturellen verträgt, kann diese einen Großteil seiner Ernährung ausmachen, kombiniert mit gekochten Lebensmitteln.

● **Ernährungsnaturell**

Das Ernährungsnaturell sollte aufgrund seiner trägen Verdauungsleistung (und somit schnellen Gewichtszunahme) auf schwere und ölige Mahlzeiten verzichten. Es verträgt im Sommer am besten Rohkost und im Winter besser gekochte Mahlzeiten.

Typenanalyse

Wenn Sie Genaueres zu Ihrem persönlichen Naturell wissen möchten, können Sie sich beim Institut für ganzheitliche Gesundheitsbildung eine Typenanalyse erstellen lassen. Hierin erfahren Sie detailliert, was für ein Naturell Sie sind und welche Ernährung und Lebensweise optimal zu Ihrem Typ passt, z. B. welche Getreidesorten, welche Obst- und Gemüsesorten, Gewürze und Öle besonders bekömmlich für Sie sind oder welche Sie meiden sollten. So erfährt das Empfindungsnaturell z. B., welche Lebensmittel erwärmend und damit ausgleichend wirken, das erhitzte Bewegungsnaturell erfährt, welche Lebensmittel kühlend und damit harmonisierend sind, und das Ernährungsnaturell, welche die Verdauung anregen. Darüber hinaus gibt es noch viele weitere Informationen, was für Ihr Naturell förderlich ist und was Sie vermeiden sollten (Adresse im Anhang).

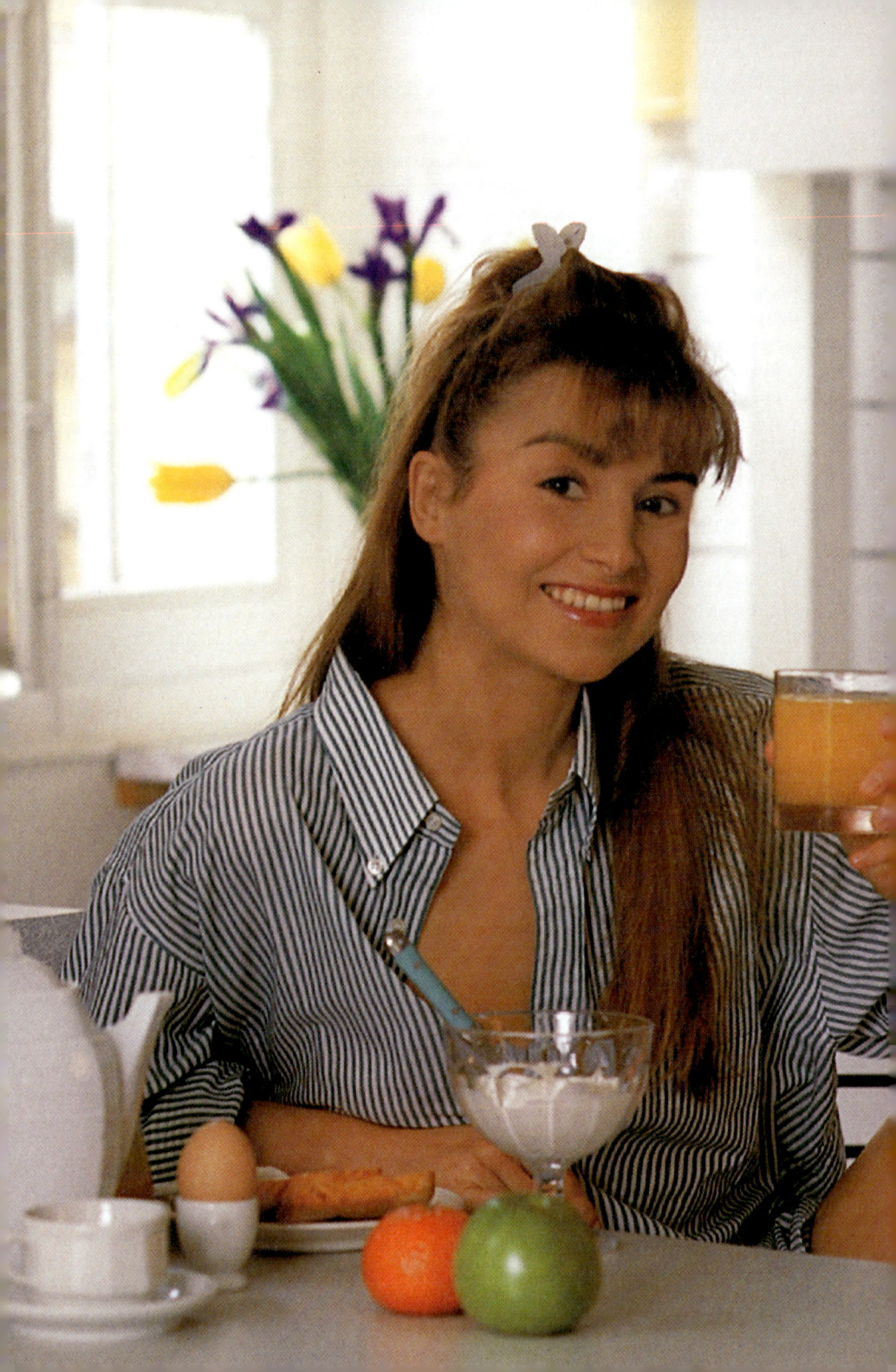

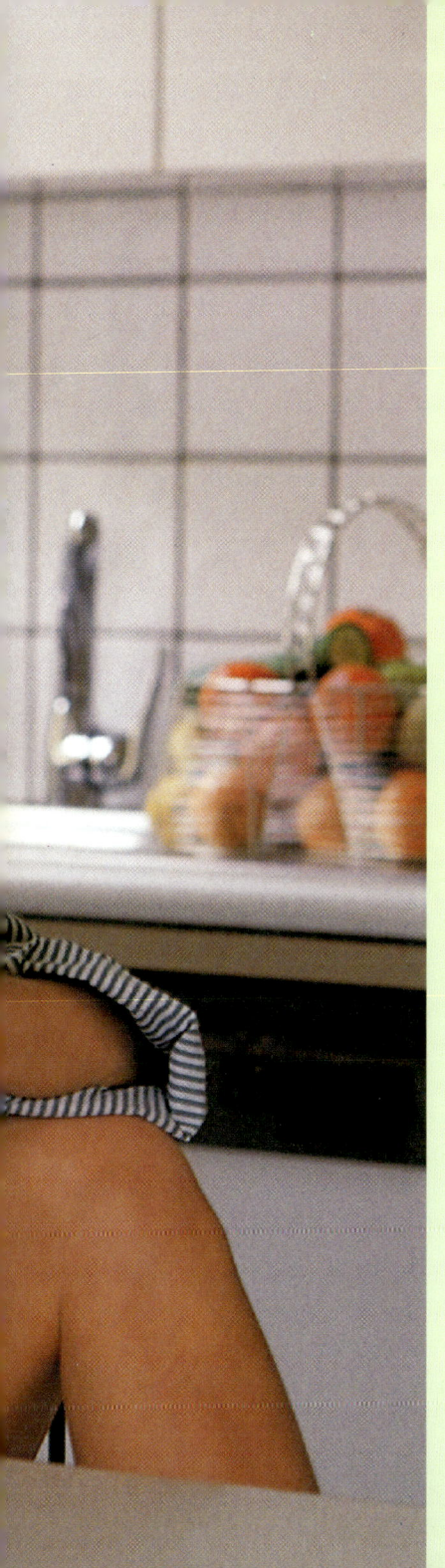

Rezepte für das typgerechte Fasten

Im Folgenden finden Sie schmackhafte Rezepte für die 3 verschiedenen Fastenprogramme sowie für die Entlastungs- und Aufbautage.

Saft-Rezepte

Diese Rezepte gelten für das Saft-Fasten, Früchte-Fasten und Suppen-Fasten. Sie sollten die Säfte unbedingt frisch mit einem Entsafter (am besten einen Champion-Entsafter) herstellen, da sie so die meisten Vitamine und Mineralien enthalten und besser vom Körper aufgenommen werden können. Je nach Größe der Früchte ergeben sich aus den folgenden Mengenangaben der einzelnen Zusammenstellungen jeweils ca. 0,2 Liter Saft. Sie können die Säfte auch nach Ihrem Geschmack abändern.

Saft-Rezepte für alle 3 Fastenformen

4 Karotten, 2 Äpfel oder

1 Rote Bete, 2 Äpfel, 1 Orange oder

4 Karotten, 1 Handvoll Spinat, ½ Bund Petersilie, 1 Selleriestange, 1 Tomate oder

½ Papaya, ½ Mango, 1 Orange, 1 Apfel, 1 Banane

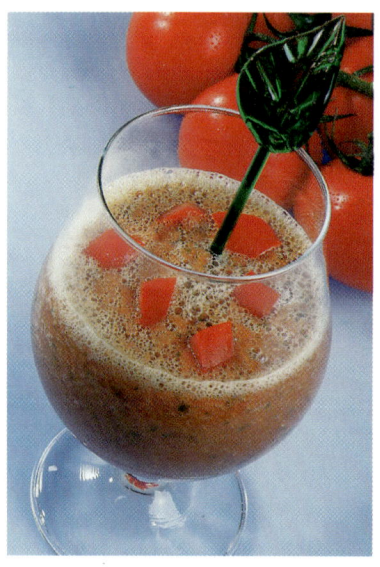

- Die Früchte gut waschen, abbürsten, vierteln und abwechselnd in den Entsafter geben
- Den Saft mit etwas Wasser verdünnen
- Die Säfte frisch trinken
- Nur schluckweise trinken und jeden Schluck gut einspeicheln
- Bei empfindlichem Magen nur Gemüsesäfte trinken

Wenn Sie nicht alle Obst- und Gemüsefrüchte für die Säfte benötigen, können Sie sie auch noch für die Gemüsebrühe oder für die Aufbautage verwenden.

Rezepte Saft-Fasten

Die Rezepte für die Säfte entnehmen Sie bitte dem Kapitel »Saft-Rezepte«, S. 86.

Gemüsebrühe für abends

- **Zutaten**

2–3	Kartoffeln
¼	Sellerieknolle
2	Karotten
2	Tomaten
1	Paprika
1 TL	Gewürzmischung
½ Bund	Petersilie und frische Kräuter

- Kartoffeln und Sellerie waschen, würfeln und mit 1 Liter Wasser ca. 15 Min. kochen
- Karotten, Tomaten und Paprika waschen und würfeln
- Alles mit der Gewürzmischung und den Kräutern mischen und ca. 10 Min. kochen
- Die Gemüsebrühe durch ein Sieb abseihen und in einen Teller geben
- Nehmen Sie sich Zeit beim Essen und speicheln Sie jeden Löffel Brühe gut ein; Sie können 1–2 Teller Gemüsebrühe essen

> **Tipp**
>
> **Auf Vorrat kochen**
> Dieses Rezept können Sie nach Geschmack abändern. Kochen Sie für 2 Tage und bewahren Sie den Rest im Kühlschrank auf.

Rezepte Früchte-Fasten

Die Rezepte für die Säfte entnehmen Sie bitte dem Kapitel »Saft-Rezepte«, S. 86.

- Morgens und mittags können Sie aus folgenden Obstsorten wählen:

Melone	Orangen
Papaya	Grapefruits
Ananas	Beerenobst (z. B. Erdbeeren, Himbeeren)
Mango	Steinobst (z. B. Pfirsiche, Aprikosen)
Trauben	Kiwis

- Abends können Sie aus folgenden Gemüsearten wählen:
 (Nur Fruchtgemüse, da diese den größten Wasseranteil besitzen)

Tomate	Paprika
Zucchini	Gurke
Avocado	

- Achten Sie darauf, dass Sie nur reife Obst- und Gemüsefrüchte verwenden. Schneiden Sie die Früchte in Streifen bzw. in Stücke und dekorieren Sie damit einen schönen Teller. Das Auge isst mit!

Morgens und mittags verzehren Sie Obst, abends hingegen nur Gemüsefrüchte mit einem leckeren Avocado-Dip.

Hinweis

Essen, bis Sie satt sind

Grundsätzlich gilt beim Früchte-Fasten, dass Sie essen können, bis Sie satt sind. Auch ist bei Bedarf eine Zwischenmahlzeit erlaubt (1 Apfel, 1 Birne etc.). Wichtig ist, jeden Bissen gut zu kauen.

Avocado-Dip

- **Zutaten**

½	Avocado
½	Tomate
	frische Kräuter
	etwas Zitrone

- Alle Zutaten im Mixer pürieren
- Der Dip kann nach Belieben abgeändert werden, z. B. mit Tomaten, Gurken oder Paprika

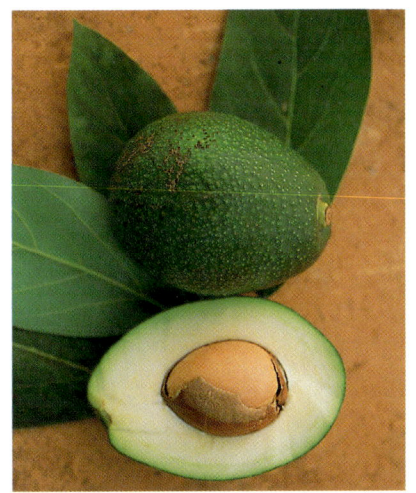

Sie können zusätzlich einmal pro Fastenwoche einen reinen Enzymtag, einen reinen Melonentag und einen reinen Traubentag einlegen. Auch hier gilt wieder, dass Sie Früchte essen können, bis Sie satt sind. Erfahrungsgemäß werden Mengen zwischen 1,5 und 2 kg verzehrt.

Enzymtag
Die in diesen Früchten enthaltenen Enzyme (z. B. Bromelain, Papain) regeln als Biokatalysatoren zahlreiche Stoffwechselvorgänge und beschleunigen somit die Entgiftung.

Ananas	Melone	Trauben
Mango	Papaya	

Melonentag
Melonen bestehen zu 99 Prozent aus Wasser und dienen daher hervorragend der Entschlackung und Entsäuerung.

Wassermelone	Honigmelone
Netzmelone	etc.

Traubentag

Einen zusätzlichen Traubentag können Sie gut im Herbst durchführen. Trauben haben eine ausgezeichnete reinigende Wirkung und erhöhen aufgrund des hohen Fruchtzuckergehalts die Leistungsfähigkeit. Rote und weiße Trauben gut gekaut mit Schale verzehren.

Rezepte Suppen-Fasten

Die Rezepte für die Säfte entnehmen Sie bitte dem Kapitel »Saft-Rezepte«, S. 86.

- Beim Suppen-Fasten wird morgens eine Hafercremesuppe gegessen, mittags und abends eine Gemüsesuppe. Kochen Sie die Gemüsesuppe jeden Tag frisch, dass sie für mittags und abends ausreicht
- Variieren Sie täglich die Zutaten; so kommen Sie immer wieder in den Genuss einer geschmacklich neuen Suppe
- Auch beim Suppen-Fasten gilt: Kauen Sie jeden Bissen gut durch!
- Suppenrezepte können Sie auch für die Entlastungstage verwenden

Hafercremesuppe für morgens

- Zutaten

1 Tasse	feine Haferflocken
½ Liter	Wasser
1 TL	Gewürzmischung

- Die Haferflocken ca. 5 Min. im Wasser köcheln und quellen lassen
- Gewürze dazugeben und alles warm verzehren

Gemüsesuppe für mittags und abends
(Grundrezept ergibt ca. 4 Teller Suppe)

● **Zutaten**

1	Zwiebel
4–5	Kartoffeln
8 große	Karotten
	Petersilie, Schnittlauch
	Muskat
	Zitrone
1 TL	Gewürzmischung

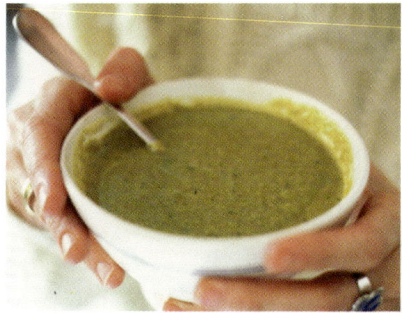

- Zwiebel und Kartoffeln mit der Schale in Würfel schneiden und mit 1 Liter Wasser oder Gemüsebrühe ca. 15 Min. kochen
- Karotten waschen, in Würfel schneiden und dazugeben, ca. 10 Min. kochen lassen
- Die Gewürze nach Geschmack dazugeben und anschließend alles im Mixer pürieren

Hinweis

Suppen-Varianten

Anstatt der Karotten können Sie auch jedes andere Gemüse verwenden, z. B. Kürbis, Brokkoli, Tomaten, Mangold. Alle Suppen werden, soweit nicht anders vermerkt, grundsätzlich püriert.

Rezepte für die Aufbautage

Mandelmilch

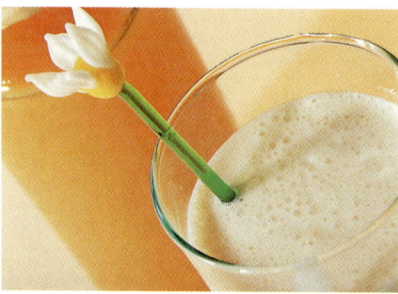

● Zutaten

1	Banane
1 EL	Mandelmus (Reformhaus oder Naturkostladen)
¼ Liter	Wasser ohne Kohlensäure

● Alle Zutaten im Mixer pürieren

Gekochter Getreidebrei

● ½ Tasse entspelzter Hafer (Reformhaus, Naturkostladen) grob geschrotet oder ungeschrotet über Nacht mit Wasser einweichen

● Am nächsten Morgen ca. 5 Min. köcheln und ausquellen lassen

● Warm verzehren

Adressen

Institut für ganzheitliche Gesundheitsbildung (IGG)
Dipl. oec. troph. Ralf Moll
Grünewaldstraße 8
71083 Herrenberg
Tel. & Fax 07032/760 340
Internet: www.typfasten.de
e-Mail: info@typfasten.de

(Das Institut bietet typgerechte Fastenwanderwochen im Schwarzwald, in der Toskana oder auf La Palma an. Außerdem erhalten Sie dort gegen DM 2,20 in Briefmarken eine Liste mit Colon-Hydro-Therapeuten in Ihrer Nähe.)

Vitalfe-Gesundheitsversand – der Fastenversand
Grünewaldstraße 8
71083 Herrenberg
Tel. & Fax 07032/760 340

(Hier erhalten Sie die in diesem Buch erwähnten Nahrungsergänzungsmittel, z. B. Chlorella-Alge, grüne Tonerde, Entspannungs-CD's.)

Bücher zum Weiterlesen

Moll, Ralf: Gesundheit durch Entsäuerung. Sonderdruck Heilpraxis magazin, Nr. 5/1999, Staufen

Übergewicht durch Allergie; Econ München 1999

Brottrunk Natursaft für Verdauung und Stoffwechsel; Econ München 2000

Fitneß-Training für den Darm. Mehr Wohlbefinden durch gesunde Verdauung. 113 natürlich anregende Tips. Gaisberg, U. v., Waldmann, W.; TRIAS 1998

Natürlich gesund mit Kneipp. Wie Sie fit und schön bleiben: über 50 einfache Wasser-Anwendungen für Ihr Wohlbefinden. Bachmann, R.M., Schleinkofer, G.; TRIAS 2000

Lust auf Sauna. Natürlich fit: Schwitzen Sie sich gesund und schön. Extra: Der Wellness-Tag in der Sauna. Novotny, U.; TRIAS 1999

Natürlich gesund durch Säure-Basen-Gleichgewicht. Mit Ihrem persönlichen 7-Tage-Programm zur Entsäuerung. Bachmann, R.M.; TRIAS 1998

Das pfiffige Kochbuch zur Säure-Basen-Balance. Leichte Rezepte für jeden Tag: so halten Sie sich fit und gesund. Bachmann, R.M., Müller, K., Trautwein, W.; TRIAS 2000

Entspannungs-CDs

Friebel, V./Garattoni J.-P.: Durch Gelassenheit und Ruhe zu neuer Kraft.

Ohm, D./Garattoni, J.-P.: Stressfrei durch Progressive Relaxation.

Stichwortverzeichnis

Abfasten 73 ff
Abführen, Bittersalz 56
Adressen 93
Alkohol, Entlastungstage 55
Allergie 23
Aufbautage 73 ff
– Dauer 73
– Rezepte 92
– typgerechte, Übersicht 74
Ausscheidungsorgane,
 Unterstützung 62 ff
Autogenes Training 70
Avocado-Dip 89
Azidose, latente 14

Bad 67
Basenkost, tiereiweißfreie
 79 f
Beschwerden
– chronische, Fastenform 45
– Fastenzeit 71 ff
Bewegung 69 f
Bewegungs-Empfindungs-
 Naturell 38
Bewegungsnaturell 35 f
– Checkliste 41
– Ernährung 35
– Gleichgewicht 35
– Lebensweise 35 f
– Sport 48
– Stoffwechsel 46
– typgerechte Ernährung 82
– Ungleichgewicht 36
Bittersalz 56
– Dosierung 56
Blähungen 72
Blut, Säurewert 15
Blutwerte, Überprüfung 19
Brottrunk 65 f
Bücher zum Weiterlesen 94

Cellulitis 16
Checkliste
– Auswertung 43
– Bewegungsnaturell 41
– Empfindungsnaturell 40
– Ernährungsnaturell 42

– Mischnaturell 43
Chlorella-Alge 64 f
Colon-Hydro-Therapie 63 f

Darm
– Entgiftung 62
– Suppen-Fasten 28
Diät, Jojo-Effekt 23

Einlauf 62 f
– als Universalmittel 63
Einreibung 67
Empfindungsnaturell 33 f
– Checkliste 40
– Ernährung 34
– Gleichgewicht 34
– Lebensweise 34
– Leitthema 34
– typgerechte Ernährung 82
– Ungleichgewicht 34
Entgiftung
– ganzheitliche, alle Fasten-
 formen 71
– über den Darm 62
– – die Haut 67
– – die Leber 66
– – die Lunge 69
– – die Niere 67
– der Seele 70
Entgiftungskonzept, ganz-
 heitliches 29
Entlastungstage
– Bittersalz 56
– typgerechte 55 f
– – Übersicht 57
Entsafter 86
Entsäuerungsbad, basisches
 67
Entspannungsverfahren 70 f
Erkrankung
– chronische, Suppen-
 Fasten 50
– rheumatische 16
Ernährung
– nach dem Fasten 77 ff
– typgerechte 82
– – Typenanalyse 82

– Umstellung 78
Ernährungs-Bewegungs-
 Naturell 38
Ernährungs-Empfindungs-
 Naturell 38
Ernährungsnaturell 36 f
– Checkliste 42
– Ernährung 37
– Gleichgewicht 37
– Lebensweise 37
– typgerechte Ernährung 82
– Ungleichgewicht 38
Erstfastender, Früchte-
 Fasten 27

Faktoren, Säure bildende 15
Fasten
– ohne ausreichende
 Entgiftung 18
– als Heilmittel 14 ff
– typgerechtes 21 ff
– – Formen 25 ff
– – individueller Ansatz 11
– – vital und fit 13 ff
– – zu Hause 14
Fastenbeschwerden 10
Fastenform, typgerechte,
 Checkliste 44 f
Fastenkrise 22
Fastenplan, täglicher 58
Fastenprogramm, typge-
 rechtes, für 1 Woche 53 f
Fastenstoffwechsel 17
Fastenwoche, benötigte
 Zutaten 55
Fastenzentrum, chronische
 Erkrankung 50 f
Fitness 17 f
Früchte-Fasten 26 ff
– Bewegungsnaturell 46 ff
– Dauer 27
– Eignung 27
– Enzymtag 89
– ganzheitliches Entgif-
 tungsprogramm 48
– Hungergefühl 47
– Melonentag 89 f

95

Stichwortverzeichnis

- Obst- und Gemüsemengen 47
- plus Bewegung 48
- Rezepte 88 ff
- südliche Gefilde 50
- täglicher Fastenplan 60
- Traubentag 90
- Zwischenmahlzeiten 88

Gefühl, Fastenform 43
Gehirn, Energiequelle 18
Gemüsebrühe 87
Gemüsesuppe, mittags und abends 91
Getreidebrei, gekochter 92
Gewicht, langfristig halten 24

Harmonie-Naturell 38
Harnsäureablagerung 16
Haut, Entgiftung 67
Hautstoffwechsel 67
Heilfasten 22

Irrigator 63

Kaffee, Entlastungstage 55
Konstitutionslehre 32
- Einteilung 32
Konstitutionstypen 31 ff
Kopfschmerzen 71
Körper, Entschlacken 18
Körpersäfte
- basische 14
- saure 14
Kreislaufbeschwerden 72

Lebensmittel
- Basen bildende 79
- neutrale 79
- Säure bildende 79
Leber, Entgiftung 66
Leberwickel 66
Lehre, ayurvedische 32

Leinsamenschleim 72
Lunge, Entgiftung 69

Magenbeschwerden 72
Mandelmilch 92
Massage 69
- Entspannung 70
Medikamenteeinnahme 73
- längere, Fastenform 45
Mensch
- älterer, Fastenform 45
- magersüchtiger 51
- psychisch labiler 51
Merkmale, körperliche, Typen-Einteilung 33
Mischnaturell 38 f
- Checkliste 43
- typgerechte Fastenform 44
Mischtyp, typgerechte Fastenform 44
Muskelentspannung, progressive nach Jacobson 70

Nahrungszufuhr, Aussetzen 17
Naturell, Fastenform 45
Niere, Entgiftung 67

Ph-Wert 15
Power-Ernährung, vitalstoffreiche 80

Rauchen, Entlastungstage 55
70 : 30-Regel 81
Rezepte 85 ff
- Aufbautage 92
- Früchte-Fasten 88 ff
- Suppen-Fasten 90 f
Rheuma 23
Rohkosternährung, reine, Empfindungsnaturell 45

Saft-Fasten 25 f
- Eignung 26
- Ernährungsnaturell 48 ff
- klassisches, Erweiterung 11
- täglicher Fastenplan 59
Saft-Rezepte 86
- alle Fastenformen 86
Sauna 68
Säure-Basen-Haushalt 14 f
Schlacken 16
- Definition 19
Schwangere, Fasten 51
Schwermetalle, Binden, Chlorella-Alge 65
Seele, Entgiftung 70
Stoffwechselablauf, Betriebstemperatur 45
Suppen-Fasten 28
- Eignung 28
- Empfindungsnaturell 44
- Rezepte 90 f
- täglicher Fastenplan 61

Teesorten, Empfindungsnaturell 46
Tonerde, grüne 65
Trinkmenge 58
Trockenbürsten 68

Übersäuerung
- beginnende 15
- chronische 14
Übersäuerungskrankheiten
- Entstehung 15 f
- klassische 17
Umweltgifte, Chlorella-Alge 65

Verdauungskraft, individuelle 10
Vitalität 17 f
Vitalitätsverlust 14

Zuckerreserve 17